Pranshul Sethi
Bhavik Jani
Ritika Sharma

DIREITOS DE PROPRIEDADE INTELECTUAL

Pranshul Sethi
Bhavik Jani
Ritika Sharma

DIREITOS DE PROPRIEDADE INTELECTUAL

ScienciaScripts

Imprint
Any brand names and product names mentioned in this book are subject to trademark, brand or patent protection and are trademarks or registered trademarks of their respective holders. The use of brand names, product names, common names, trade names, product descriptions etc. even without a particular marking in this work is in no way to be construed to mean that such names may be regarded as unrestricted in respect of trademark and brand protection legislation and could thus be used by anyone.

Cover image: www.ingimage.com

This book is a translation from the original published under ISBN 978-620-7-80939-4.

Publisher:
Sciencia Scripts
is a trademark of
Dodo Books Indian Ocean Ltd. and OmniScriptum S.R.L publishing group

120 High Road, East Finchley, London, N2 9ED, United Kingdom
Str. Armeneasca 28/1, office 1, Chisinau MD-2012, Republic of Moldova, Europe
Printed at: see last page
ISBN: 978-620-7-89805-3

CAPÍTULO N.º 1

INTRODUÇÃO À PROPRIEDADE INTELECTUAL

Sr. Ramu Samineni.

Professor assistente,

Departamento de Farmácia,

Escola de Ciências Farmacêuticas, Universidade de Sandip,

Nashik, Maharashtra, Índia -422213

A propriedade intelectual (PI) refere-se a criações da mente, tais como invenções, obras literárias e artísticas, desenhos, símbolos, nomes e imagens utilizados no comércio. Os direitos de propriedade intelectual concedem aos criadores ou proprietários direitos exclusivos sobre as suas criações, permitindo-lhes beneficiar financeiramente e proteger as suas inovações contra a utilização não autorizada por terceiros.

Eis uma introdução aos principais tipos de propriedade intelectual e ao seu significado:

Patentes: As patentes protegem as invenções e inovações, concedendo aos inventores direitos exclusivos sobre as suas descobertas durante um período de tempo limitado. As patentes podem abranger novos processos, máquinas, produtos ou melhoramentos dos mesmos. Incentivam a inovação ao proporcionar aos inventores um monopólio sobre as suas invenções, permitindo-lhes recuperar os investimentos em investigação e desenvolvimento e impedindo que outros copiem as suas ideias.

Direitos de autor: Os direitos de autor protegem obras originais de autoria, tais como obras literárias, artísticas, musicais e dramáticas, bem como software informático e projectos de arquitetura. Os direitos de autor conferem aos criadores o direito exclusivo de reproduzir, distribuir, executar, exibir e criar obras derivadas com base nas suas criações. Os direitos de autor incentivam a criatividade, proporcionando aos criadores incentivos económicos e assegurando-lhes o controlo sobre a forma como as suas obras são utilizadas.

Marcas registadas: As marcas registadas protegem marcas, logótipos, slogans e outros identificadores utilizados para distinguir bens e serviços no mercado. Os direitos de marca registada impedem que outros utilizem marcas semelhantes que possam causar confusão entre os consumidores. As marcas registadas criam reconhecimento e fidelidade à marca, ajudando as empresas a estabelecer e manter a sua reputação e a diferenciar os seus produtos e serviços dos concorrentes.

Segredos comerciais: Os segredos comerciais são informações confidenciais e exclusivas que proporcionam uma vantagem competitiva às empresas. Os segredos comerciais podem incluir fórmulas, receitas, processos, listas de clientes e outras informações comerciais valiosas. Ao contrário das patentes, que exigem a divulgação das invenções ao público, os segredos comerciais são protegidos através de acordos de confidencialidade e medidas de segurança. A proteção dos segredos comerciais incentiva as empresas a investir em investigação e desenvolvimento e a manter vantagens competitivas.

Desenhos e modelos industriais: Os desenhos e modelos industriais protegem a aparência visual ou os aspectos estéticos dos produtos manufacturados, como a forma, a configuração ou a ornamentação de um produto. Os desenhos e modelos industriais aumentam o valor comercial dos produtos, tornando-os visualmente apelativos e distintivos. Impedem a cópia ou imitação não autorizada de desenhos de produtos, promovendo a concorrência leal e a inovação no design.

Direitos dos obtentores de plantas: Os direitos dos obtentores de plantas protegem novas variedades de plantas que foram criadas ou desenvolvidas através de reprodução selectiva ou engenharia genética. Os direitos de obtentor concedem aos obtentores direitos exclusivos de reprodução, venda e distribuição das suas variedades vegetais durante um período específico. Estes direitos incentivam o investimento no melhoramento vegetal e contribuem para a inovação agrícola e a segurança alimentar.

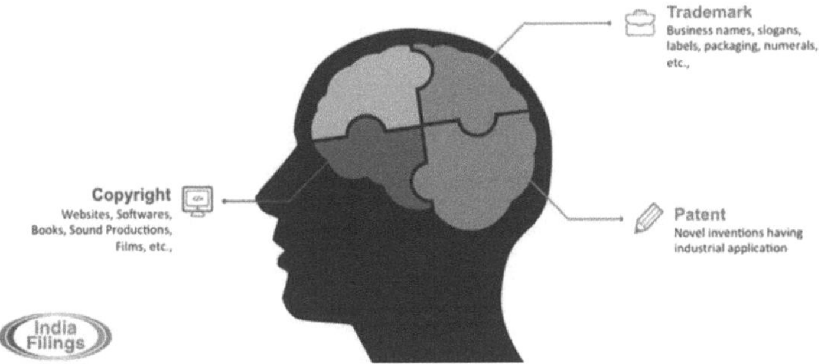

A propriedade intelectual (PI) refere-se a criações da mente que são intangíveis. Estas criações podem ser protegidas por lei, conferindo ao proprietário direitos exclusivos durante um determinado período. Eis um resumo dos principais conceitos:

O que está incluído no IP?

- **Invenções:** Produtos, processos ou máquinas novos e úteis (por exemplo, smartphones, novos medicamentos). Protegidos por patentes.
- **Obras criativas:** Obras literárias (livros, canções), obras artísticas (pinturas, esculturas), filmes, música. Protegidas por direitos de autor.
- **Marcas registadas:** Sinais distintivos que identificam a origem de bens ou serviços (por exemplo, logótipos, nomes de marcas). Protegidos por registo de marca.
- **Desenhos e modelos industriais:** Os aspectos ornamentais de um artigo (por exemplo, a forma de uma cadeira). Protegidos por patentes de design em alguns países.
- **Segredos comerciais:** Informação confidencial que dá a uma empresa uma vantagem competitiva (por exemplo, uma receita única). Protegidas através da manutenção do sigilo.

Porque é que o IP é importante?

- **Incentiva a inovação:** O direito de propriedade intelectual incentiva os criadores e inventores ao conceder-lhes direitos exclusivos, permitindo-lhes lucrar com as suas criações. Este facto estimula a inovação e o progresso.
- **Protege o investimento:** O desenvolvimento de trabalhos criativos e invenções pode ser dispendioso. Os direitos de PI garantem que os criadores e inventores possam recuperar o seu investimento.
- **Equidade e reconhecimento:** Os direitos de propriedade intelectual reconhecem a propriedade do criador e impedem que outros beneficiem injustamente do seu trabalho.

Os diferentes tipos de proteção IP

- **Patentes:** Concedem direitos exclusivos para invenções por um período limitado (normalmente 20 anos).
- **Direitos de autor:** Protege obras originais de autoria por um longo período (normalmente a vida do autor mais 70 anos).
- **Marcas registadas:** Protegem os sinais distintivos utilizados no comércio para evitar a confusão dos consumidores. Os registos podem ser renovados indefinidamente.
- **Segredos comerciais:** Protegidos desde que a informação permaneça confidencial.

As vantagens de proteger a sua propriedade intelectual

- **Controlo sobre a sua criação:** O utilizador decide como é utilizada e quem a pode utilizar.
- **Ganhos financeiros:** Pode licenciar ou vender os seus direitos de PI.
- **Manter uma vantagem competitiva:** Os segredos comerciais podem proporcionar-lhe uma vantagem comercial.
- **Incentivar o investimento:** Os investidores têm mais probabilidades de apoiar projectos com PI protegida.

Em geral, a propriedade intelectual desempenha um papel crucial na promoção da inovação, da criatividade e do crescimento económico, incentivando o desenvolvimento e a comercialização de novas ideias, produtos e tecnologias. A proteção eficaz da propriedade intelectual promove um mercado competitivo onde os inovadores e criadores podem prosperar e contribuir para o avanço da sociedade.

VISÃO GERAL DA PROPRIEDADE INTELECTUAL.

Uma visão geral da propriedade intelectual (PI) engloba uma vasta gama de protecções e direitos legais que são concedidos a indivíduos e entidades pelas suas criações e inovações. Os direitos de propriedade intelectual são essenciais para promover a inovação, a criatividade e o crescimento económico, proporcionando incentivos aos inventores, criadores e empresas para investirem no desenvolvimento e comercialização de novas ideias e tecnologias. Eis uma panorâmica abrangente da propriedade intelectual:

Tipos de propriedade intelectual:

Patentes: As patentes protegem as invenções e inovações, concedendo aos inventores direitos exclusivos sobre as suas descobertas durante um período limitado. As patentes podem abranger processos, máquinas, produtos ou melhoramentos dos mesmos.

Direitos de autor: Os direitos de autor protegem as obras originais de autoria, incluindo obras literárias, artísticas, musicais e dramáticas, bem como software informático e projectos de arquitetura.

Marcas registadas: As marcas registadas protegem as marcas, os logótipos, os slogans e outros identificadores utilizados para distinguir bens e serviços no mercado.

Segredos comerciais: Os segredos comerciais protegem informações confidenciais e exclusivas que proporcionam uma vantagem competitiva às empresas, tais como fórmulas, processos e listas de clientes.

Desenhos e modelos industriais: Os desenhos e modelos industriais protegem o aspeto visual ou os aspectos estéticos dos produtos fabricados.

Direitos dos obtentores de plantas: Os direitos dos obtentores de plantas protegem as novas variedades de plantas desenvolvidas através da reprodução selectiva ou da engenharia genética.

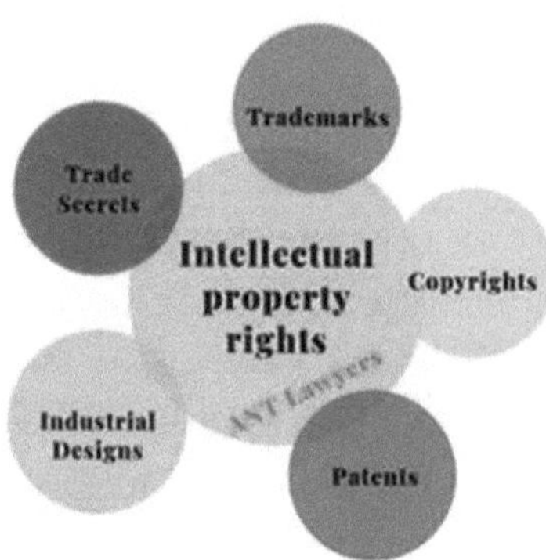

Objetivo da propriedade intelectual:

Incentivo à inovação e à criatividade: Os direitos de propriedade intelectual incentivam os inventores, criadores e empresas a investir em investigação e desenvolvimento, concedendo-lhes direitos exclusivos sobre as suas criações.

Promoção do crescimento económico: A propriedade intelectual promove um mercado competitivo onde os inovadores podem comercializar as suas ideias, conduzindo a um aumento da produtividade, à criação de emprego e à prosperidade económica.

Proteção dos investimentos: Os direitos de propriedade intelectual protegem os investimentos em inovação e criatividade, permitindo aos criadores e inovadores controlar a utilização e a exploração dos seus activos intelectuais.

Promoção da concorrência leal: As leis de propriedade intelectual promovem a concorrência leal ao impedir a utilização, cópia ou imitação não autorizadas da propriedade intelectual, assegurando assim condições equitativas para as empresas.

Direitos de propriedade intelectual e sua aplicação:

Propriedade: Os direitos de propriedade intelectual conferem propriedade e controlo sobre os activos intelectuais, permitindo aos criadores e inovadores licenciar, vender ou fazer valer os seus direitos contra a utilização não autorizada.

Aplicação: Os direitos de propriedade intelectual são aplicados através de mecanismos legais, tais como litígios, injunções e execução aduaneira, para evitar infracções e proteger os activos intelectuais.

Considerações internacionais: A proteção da propriedade intelectual estende-se para além das fronteiras nacionais através de tratados e acordos internacionais, como a Organização Mundial da Propriedade Intelectual (OMPI) e o Acordo sobre os Aspectos dos Direitos de Propriedade Intelectual Relacionados com o Comércio (TRIPS).

Desafios e controvérsias:

Equilíbrio entre o interesse público e os direitos privados: As leis da propriedade intelectual têm por objetivo estabelecer um equilíbrio entre o incentivo à inovação e a promoção do acesso do público ao conhecimento e à informação.

Avanços tecnológicos: Os avanços tecnológicos, como a pirataria digital e a infração em linha, colocam desafios à aplicação da propriedade intelectual e levantam questões sobre a adequação dos quadros jurídicos existentes.

Acesso a medicamentos e tecnologias essenciais: Os direitos de propriedade intelectual podem criar barreiras ao acesso a medicamentos, tecnologias e recursos culturais essenciais, especialmente nos países em desenvolvimento, o que leva a debates sobre as implicações éticas da proteção da propriedade intelectual.

Em resumo, a propriedade intelectual é uma componente crucial das economias modernas, proporcionando protecções legais e incentivos à inovação, à criatividade e ao desenvolvimento económico. Compreender os vários tipos de direitos de propriedade intelectual e as suas implicações é essencial para criadores, inovadores, empresas, decisores políticos e para a sociedade como um todo.

IMPORTÂNCIA E PAPEL DA PROPRIEDADE INTELECTUAL EM VÁRIOS SECTORES.

A importância e o papel da propriedade intelectual (PI) variam consoante os diferentes sectores, mas, de um modo geral, a PI serve de catalisador para a inovação, promove a concorrência e protege os investimentos em investigação e desenvolvimento. Vamos explorar o significado da propriedade intelectual em vários sectores:

Tecnologia e TI: No sector da tecnologia, os direitos de propriedade intelectual são fundamentais. As patentes protegem as invenções, tais como algoritmos de software, projectos de hardware e tecnologias inovadoras. Os direitos de autor salvaguardam o código de software, assegurando que os criadores mantêm o controlo sobre as suas criações. Os segredos comerciais protegem informações exclusivas, como algoritmos ou dados de clientes, dando às empresas uma vantagem competitiva. Sem uma forte proteção da PI, as empresas tecnológicas podem hesitar em investir em I&D devido ao risco de imitação pelos concorrentes.

Produtos farmacêuticos e biotecnologia: A propriedade intelectual desempenha um papel fundamental nos sectores farmacêutico e biotecnológico. As patentes protegem novas formulações de medicamentos, dispositivos médicos e processos biotecnológicos, incentivando as empresas a investir milhares de milhões na descoberta e desenvolvimento de medicamentos. A proteção das patentes permite que as empresas farmacêuticas recuperem os investimentos e lucrem com as suas inovações, que envolvem frequentemente processos de investigação longos e dispendiosos. Sem patentes, haveria menos incentivos para as empresas desenvolverem medicamentos e tratamentos que salvam vidas.

Entretenimento e meios de comunicação social: Os direitos de autor são a pedra angular das indústrias do entretenimento e dos media. Protege obras originais como música, filmes, livros e jogos de vídeo, permitindo aos criadores e produtores de conteúdos controlar a distribuição e reprodução das suas obras. Os direitos de autor também proporcionam incentivos económicos a artistas, autores, cineastas e músicos, encorajando a criação de conteúdos culturais novos e diversificados. Sem a proteção dos direitos de autor, a pirataria e a distribuição não autorizada comprometeriam a viabilidade económica destas indústrias.

Indústria transformadora e bens de consumo: Os direitos de propriedade intelectual são essenciais nos sectores da indústria transformadora e dos bens de consumo. Os desenhos industriais protegem o aspeto visual dos produtos, tais como automóveis, eletrónica e acessórios de moda, reforçando a identidade da marca e a atração do consumidor. As marcas registadas protegem os nomes das marcas, os logótipos e os slogans, permitindo às empresas criar fidelidade à marca e diferenciar os seus produtos no mercado. Sem a proteção da PI, as empresas teriam dificuldade em estabelecer e manter a sua quota de mercado em indústrias competitivas.

Agricultura e Alimentação: A propriedade intelectual é cada vez mais importante na agricultura e na produção alimentar. Os direitos dos obtentores de plantas protegem as novas variedades de culturas desenvolvidas através do melhoramento ou da engenharia genética, incentivando o investimento na investigação e inovação agrícolas. As patentes abrangem os processos biotecnológicos, os organismos geneticamente modificados (OGM) e as tecnologias agrícolas, promovendo a eficiência e a sustentabilidade da produção alimentar. A proteção da propriedade intelectual na agricultura garante que os agricultores tenham acesso a sementes e tecnologias de alta qualidade, impulsionando a produtividade e a segurança alimentar.

Moda e design: Os direitos de propriedade intelectual desempenham um papel crucial nas indústrias da moda e do design. As patentes de design protegem designs únicos e características ornamentais de vestuário, acessórios e produtos de consumo, impedindo a cópia ou imitação não autorizada. As marcas registadas protegem as marcas e os logótipos de moda, promovendo o reconhecimento da marca e a confiança dos consumidores. Os direitos de autor protegem padrões têxteis originais, esboços de moda e trabalhos criativos, incentivando os designers a inovar e a expressar a sua visão artística.

Em resumo, a propriedade intelectual é indispensável em diversas indústrias, proporcionando protecções legais e incentivos à inovação, à criatividade e ao crescimento económico. Direitos de PI sólidos estimulam o investimento, incentivam a concorrência e impulsionam o avanço tecnológico, beneficiando empresas, consumidores e a sociedade como um todo.

LEI DOS DIREITOS DE AUTOR

Sra. Sonima Prasad
Professor assistente,
Departamento de Farmacologia,
Universidade de Chandigarh, Mohali, Punjab- Índia

Introdução aos direitos de autor:

A legislação sobre direitos de autor é essencial para proteger os direitos dos criadores e incentivar a inovação e a criatividade na sociedade. O direito de autor é essencialmente um princípio jurídico que permite que os criadores detenham a propriedade total das suas obras originais de autor, incluindo a capacidade de as utilizar, reproduzir e distribuir (1). Muitos tipos diferentes de obras criativas são protegidos por este princípio, incluindo, mas não se limitando a, obras literárias, criações artísticas, composições musicais e produtos vídeo (2). É impossível exagerar a importância dos direitos de autor, que garantem que os autores serão compensados pelo seu trabalho e os incentivam a criar mais obras (3). O direito de autor promove o crescimento económico e a variedade cultural, concedendo aos autores o direito exclusivo de reproduzir, distribuir e apresentar publicamente as suas obras. Este facto favorece a difusão da informação e da cultura. Além disso, a proteção dos direitos de autor é crucial porque impede que terceiros façam alterações ou as utilizem sem autorização, o que mantém as obras criativas intactas e originais (4).

1. Explicação do direito de autor

Os direitos de autor funcionam como o pilar fundamental da proteção da propriedade intelectual, concedendo aos autores autoridade legal sobre as suas criações únicas. Os direitos de autor conferem fundamentalmente aos criadores uma autoridade sem restrições no que respeita à reprodução, divulgação e modificação das suas obras, protegendo assim as suas actividades artísticas contra a utilização ou exploração ilícitas (5). Esta proteção abrange uma vasta gama de composições artísticas, literárias, dramáticas e musicais, entre várias outras. Ao promover o progresso cultural e permitir que os criadores rentabilizem e regulem a utilização das suas obras, o direito de autor incentiva a inovação e a criatividade (6). Os criadores que pretendam reclamar a propriedade das suas criações devem estar familiarizados com a propriedade e o registo dos direitos de autor. Salvo disposição em contrário num acordo escrito, o autor original de uma obra conserva todos os direitos legais sobre essa obra e é, por conseguinte, o titular dos direitos de autor na maioria das jurisdições (7). É de referir que há casos em que o empregador ou a parte que encomenda a obra pode deter os direitos de autor, como quando a obra é feita como parte do trabalho ou quando é encomendada (8). Os artistas têm a opção de registar oficialmente as suas obras junto do serviço de direitos de autor competente para reforçar a proteção e fornecer um registo público de propriedade. Em caso de infração, a capacidade de solicitar indemnizações legais e honorários de advogados, entre outras vantagens legais, pode ser exercida graças ao registo, que serve como importante prova de propriedade (9). Dependendo do país e da natureza da obra, a proteção dos direitos de autor pode durar o tempo de vida do autor, acrescido de um número adicional de anos. Quando expiram, as obras passam para o domínio público e podem ser utilizadas por qualquer pessoa sem quaisquer restrições. Mas a proteção dos direitos de autor pode durar, em alguns locais, um determinado período de tempo após a criação ou publicação, independentemente do tempo de vida do autor. Uma vez que define os limites da utilização aceitável e influencia as decisões sobre licenciamento e exploração, saber quanto tempo dura a proteção dos direitos de autor é importante para autores e consumidores (10). O conjunto de direitos exclusivos concedidos aos titulares de direitos de autor inclui uma vasta gama de acções relacionadas com a utilização e distribuição das suas obras. Entre estes direitos encontra-se a capacidade única de efetuar cópias, regular a sua distribuição e desenvolver a obra original para gerar novas obras (9). Os criadores podem lucrar com as suas obras através de acordos de licenciamento, redes de distribuição e outras iniciativas comerciais, graças a este vasto conjunto de direitos que lhes dá controlo sobre a utilização e divulgação das suas obras. Os criadores podem salvaguardar as suas criações e obter uma recompensa justa ao reivindicarem estes direitos, o que os incentiva a continuar a criar e a exprimir-se de forma criativa(11).

2. Obtenção da proteção dos direitos de autor

A proteção dos direitos de autor é da maior importância para os criadores que pretendem salvaguardar a sua propriedade intelectual. As medidas práticas para obter a proteção dos direitos de autor são normalmente as fases iniciais, que incluem o estabelecimento de datas precisas de criação e documentação de autoria. Esta documentação pode ser vital na resolução de litígios ou na aplicação de direitos de autor, uma vez que funciona como prova de propriedade (11). Além disso, os criadores devem contemplar o registo das suas obras junto das autoridades competentes em matéria de direitos de autor. O registo formal pode oferecer mais vantagens jurídicas e facilitar o processo de execução. Uma vez obtidos os direitos de autor, é fundamental que as obras criativas apresentem de forma proeminente avisos de direitos de autor (12). Estes avisos funcionam como símbolos visíveis de propriedade e podem desencorajar a utilização não autorizada. Directrizes eficazes para a formatação e apresentação de avisos sobre direitos de autor podem contribuir para a divulgação de informações sobre os direitos e obrigações dos criadores na utilização das suas obras (13). Além disso, ao procurarem ativamente salvaguardar a sua propriedade intelectual, os criadores podem melhorar a sua posição em processos judiciais através da inserção de avisos de direitos de autor. Existem várias opções legais acessíveis aos titulares de direitos de autor que pretendam obter reparação ou fazer valer os seus direitos em caso de infração. Uma opção é procurar reparação através de uma ação judicial, que pode travar a utilização não autorizada, cobrar danos e evitar mais infracções (14). Para resolver os desacordos de forma mais eficiente e económica, também se pode procurar processos alternativos de resolução de litígios, como a mediação ou a arbitragem. Quando os artistas estão cientes das suas opções de aplicação, podem atuar com rapidez e confiança para impedir a utilização ilegal das suas criações. Com a proteção dos direitos de autor a diferir entre nações e a ser frequentemente controlada por tratados e convenções internacionais, a navegação na lei internacional dos direitos de autor torna-se ainda mais complicada.

Para que as suas obras possam ser legalmente divulgadas e utilizadas em vários países, os criadores têm de saber como obter proteção dos direitos de autor em cada uma dessas nações. As alterações aos tratados ou acordos podem afetar a amplitude e a duração da proteção das suas obras, pelo que devem também acompanhar a evolução da legislação internacional em matéria de direitos de autor (15). Os criadores podem beneficiar de uma proteção transfronteiriça total para as suas obras criativas, associando-se a advogados especializados em direito de propriedade intelectual a nível internacional (16).

Uma das coisas mais importantes que os criadores podem fazer para proteger a sua propriedade intelectual e as suas obras criativas da utilização ou exploração ilegal é garantir os direitos de autor. Para provar de forma segura os seus direitos de propriedade, os criadores devem seguir o procedimento de aquisição de proteção de direitos de autor, que requer várias etapas práticas. Documentar a autoria e criar datas de criação específicas para as suas obras é um primeiro passo importante (17). Quando chega a altura de resolver litígios ou de fazer valer os direitos de autor, esta documentação é uma prova crucial da propriedade. É também uma opção para os autores registarem formalmente as suas obras junto das autoridades competentes em matéria de direitos de autor. Isto permitirá uma aplicação mais fácil em caso de infração e benefícios extra-legais. A afixação adequada de avisos de direitos de autor em obras criativas é vital para os artistas após o estabelecimento dos direitos de autor. Sendo um sinal visível de propriedade, estas notificações desencorajam a utilização ilegal ou a infração (18).

Uma forma de garantir que as pessoas sabem a quem dar crédito quando utilizam o trabalho de outra pessoa é dar-lhes algumas indicações sobre como estilizar e apresentar corretamente os avisos de direitos de autor. Além disso, ao procurarem ativamente salvaguardar a sua propriedade intelectual, os criadores podem melhorar a sua posição nos procedimentos legais inserindo avisos de direitos de autor (9). Existem várias opções legais acessíveis aos detentores de direitos de autor para fazer valer os seus direitos e obter reparação no caso lamentável de infração. Neste caso, pode ser necessário intentar uma ação civil para pôr termo à utilização ilegal, recuperar os prejuízos e obter injunções contra outras infracções. Para resolver os diferendos de forma mais eficiente e económica, pode também recorrer-se a processos alternativos de resolução de litígios, como a mediação ou a arbitragem. Se os criadores estiverem cientes das suas opções de execução, podem salvaguardar a sua propriedade intelectual contra a utilização não licenciada e agir rapidamente para impedir a utilização ilegal das suas obras.

Surgem dificuldades adicionais quando é necessário navegar pelas leis de direitos de autor à escala global, uma vez que a proteção dos direitos de autor difere entre Estados e é frequentemente ditada por tratados e convenções. Para que as suas obras possam ser legalmente divulgadas e utilizadas em vários países, os criadores têm de saber como obter proteção de direitos de autor em cada uma dessas nações (15). As alterações aos tratados ou acordos podem afetar a amplitude e a duração da proteção das suas obras, pelo que os criadores devem também acompanhar a evolução da legislação internacional em matéria de direitos de autor. Os criadores podem beneficiar de uma proteção transfronteiriça total para as suas obras criativas, associando-se a advogados especializados em direito de propriedade intelectual a nível internacional (16).

Propriedade e registo:

O conceito de propriedade e autoria é fundamental para o direito de autor. Sem a necessidade de registo ou certificação oficial, a proteção dos direitos de autor é frequentemente concedida ao autor ou criador de uma obra original na maioria das jurisdições no momento em que esta é criada. No momento em que uma ideia é passada para o papel, seja por escrita, gravação ou pintura, torna-se uma obra protegida por direitos de autor e o criador tem todos os direitos sobre ela (19). Os criadores têm ainda a opção de registar oficialmente as suas obras junto do gabinete de direitos de autor competente para beneficiarem de vantagens e protecções adicionais, mesmo quando a proteção dos direitos de autor surge automaticamente. Quando os autores registam os seus direitos de autor, torna-se muito mais fácil fazer valer os seus direitos em caso de infração e procurar obter reparação legal contra os infractores, uma vez que é criado um registo público da sua propriedade. Além disso, algumas jurisdições exigem o registo antes de se poder intentar uma ação por violação de direitos de autor, o que pode implicar indemnizações legais e despesas legais para os titulares dos direitos de autor (20).

Duração e renovação:

Existem restrições temporais associadas à proteção dos direitos de autor, e estas restrições variam de país para país e de obra para obra. Normalmente, a proteção dos direitos de autor é prolongada por toda a vida do autor e por um determinado número de anos após a sua morte. Findo este período, a obra passa para o domínio público, permitindo que qualquer pessoa a utilize, reproduza e adapte sem quaisquer restrições ou pagamento de direitos de autor (16). Existem procedimentos estabelecidos por lei que podem ser utilizados para renovar ou prolongar a proteção dos direitos de autor em determinados casos. Para manter o controlo criativo sobre as suas obras e impedir que estas caiam no domínio público demasiado cedo, os criadores ou os seus herdeiros podem solicitar a prorrogação da proteção dos direitos de autor para obras qualificadas. Tenha em atenção que nem todas as obras podem ser renovadas e que os requisitos para a renovação podem diferir de uma jurisdição e de um conjunto de leis para outro (2).

Direitos concedidos:

A base da proteção dos direitos de autor é o conjunto de direitos exclusivos concedidos aos autores pelos direitos de autor. Há uma série de direitos associados a este trabalho, tais como a capacidade de fazer cópias ou gravações fonográficas do mesmo, partilhá-las com o público, executá-lo publicamente, mostrá-lo publicamente e fazer trabalhos derivados do mesmo. Todos estes direitos funcionam em conjunto para dar aos artistas a autoridade para decidirem como as suas obras são utilizadas, partilhadas e rentabilizadas, para que possam retirar algum proveito dos seus esforços criativos (21). Os direitos exactos conferidos pela lei e a natureza da obra em questão determinam até que ponto a proteção dos direitos de autor se estende. As obras literárias, por exemplo, podem ter protecções legais distintas das composições musicais ou das obras cinematográficas e televisivas. A utilização justa e a teoria do esgotamento são dois exemplos de limitações e excepções a estes direitos exclusivos que a lei dos direitos de autor pode reconhecer. Estas ajudam a estabelecer um equilíbrio entre os interesses dos criadores e o direito do público de aceder e utilizar obras protegidas por direitos de autor para fins como a crítica, o comentário ou a educação (22).

3. Utilização justa e excepções

Um princípio fundamental da lei dos direitos de autor, a utilização justa procura estabelecer um equilíbrio entre os interesses dos detentores de direitos de autor e a liberdade do público de aceder e utilizar obras criativas. Nalgumas condições, este conceito reconhece que pode não ser necessária a autorização ou o pagamento do proprietário dos direitos de autor para determinadas utilizações de conteúdos protegidos por direitos de autor. O objetivo fundamental da utilização justa é proteger os direitos dos artistas, incentivando simultaneamente a criatividade, o estudo e a partilha aberta de ideias. Os tribunais analisam normalmente os quatro factores principais - finalidade, carácter, quantidade e efeito - para determinar se uma determinada utilização é justa (23). Em primeiro lugar, analisamos a intenção da utilização para ver se se trata de uma utilização transformacional (por exemplo, em crítica, sátira ou comentário) ou se se trata apenas de uma cópia direta com fins lucrativos. É mais provável que seja considerada justa uma utilização que transforme a obra original, acrescentando-lhe um novo significado ou expressão (24). O tipo de obra protegida por direitos de autor também é tido em conta; as obras que são principalmente informativas ou factuais têm normalmente mais latitude do que as que são principalmente artísticas ou fantásticas.

Também são consideradas a quantidade e a importância da fração em relação à totalidade da obra. A importância quantitativa e qualitativa da fração utilizada é considerada pelos tribunais quando decidem se concedem ou não o uso legítimo de uma pequena parte de uma obra. Finalmente, pensamos na forma como a utilização pode afetar o valor de mercado da obra original. Um efeito negativo no valor de mercado da obra protegida por direitos de autor ou dos seus derivados pode tornar a utilização justa a opção menos favorável.

Para além destas quatro considerações, outras excepções legislativas à proteção dos direitos de autor oferecem mais formas de utilizar conteúdos protegidos por direitos de autor sem violar os direitos do proprietário. As utilizações para sátira, crítica, comentário, reportagem de notícias, investigação e ensino estão isentas destas regras. A importância de encorajar o diálogo público, expandir o acesso à informação e fomentar a inovação é reconhecida por estas excepções. A jurisprudência e os exemplos do mundo real podem esclarecer a forma como a utilização justa e estas excepções funcionam.

Como princípio fundamental da lei dos direitos de autor, a utilização justa é uma teoria em evolução que se altera para se adaptar às novas tecnologias e à mudança dos costumes sociais. Para além de salvaguardar os direitos dos artistas, tem por objetivo servir o interesse público, facilitando o fluxo de informação, inspirando o pensamento original e abrindo caminho à criação de novas formas de expressão (24). Cada um dos quatro elementos é considerado no seu contexto quando um tribunal decide se uma utilização é ou não justa. Talvez o mais importante seja o facto de a utilização pretendida determinar se tem um papel transformador ou se é apenas uma cópia comercial do original. Uma criação que forneça comentários ou críticas sobre o original pode ser mais suscetível de ser considerada uma utilização justa do que uma que apenas reproduza o texto original para obter ganhos financeiros.

O exame da utilização justa tem igualmente em conta a natureza da obra protegida por direitos de autor. A proteção dos direitos de autor para obras altamente criativas ou imaginativas é mais forte, ao passo que as obras factuais ou informativas, como estudos científicos ou relatórios de notícias, têm normalmente mais margem de manobra para uma utilização justa.

Outros factores críticos a considerar são a quantidade e o peso da parte utilizada em comparação com todo o trabalho. Embora os tribunais possam decidir a favor da utilização justa quando é utilizada uma pequena parte de uma obra, também consideram o significado intrínseco dessa parte. Mesmo uma reprodução ínfima do núcleo da obra pode ser considerada uma violação da utilização justa. Além disso, os tribunais avaliam o impacto prospetivo da utilização no mercado da obra original. No caso de a utilização da obra original ou dos seus eventuais derivados perturbar o mercado, pode comprometer a defesa da utilização legítima (25). Em contrapartida, o argumento da utilização legítima pode ser reforçado se a utilização não prejudicar ou competir com o mercado da obra original, mas gerar novos mercados ou oportunidades.

Além disso, as isenções legais à proteção dos direitos de autor oferecem oportunidades adicionais para a utilização legal de conteúdos protegidos por direitos de autor. Estas excepções reconhecem a importância de encorajar a expressão criativa, defender o acesso público à informação e fomentar os esforços educativos. Um exemplo disto é quando a doutrina da utilização justa se cruza com as excepções destinadas a fins educativos, que permitem a académicos, estudantes e professores utilizar material protegido por direitos de autor na sala de aula sem violar os direitos dos proprietários. A aplicação prática das excepções legais e da utilização justa concretiza-se em precedentes jurídicos significativos e em casos da vida real. Estes casos, que vão desde projectos digitais inovadores a paródias transformadoras, ilustram a função crítica da utilização justa na promoção da inovação, do livre pensamento e da criatividade na sociedade.

No entanto, a aplicação do uso legítimo depende das circunstâncias e está aberta à interpretação judicial, o que sublinha a importância de efetuar um exame e uma deliberação meticulosos em cada caso individual. Fundamentalmente, a utilização justa e as excepções legais funcionam como mecanismos cruciais para manter um equilíbrio delicado entre os direitos dos detentores de direitos de autor e o interesse público mais vasto relativo à acessibilidade da informação, à liberdade de expressão e ao intercâmbio cultural. Através da adaptabilidade prevista na estrutura da legislação sobre direitos de autor, estes princípios cultivam um ambiente criativo dinâmico e florescente que é vantajoso para os criadores, os consumidores e a sociedade em geral (26).

Variações internacionais: Uma análise da existência de equivalentes de utilização justa em várias jurisdições a nível mundial, embora com nomenclatura distinta (por exemplo, "fair dealing" em certos países), pode oferecer uma compreensão mais abrangente dos princípios subjacentes à utilização justa.

Lei dos Direitos de Autor do Milénio Digital (DMCA): Discutir as protecções de porto seguro da DMCA, que protegem os fornecedores de serviços de Internet de acções legais em casos de violação de direitos de autor iniciada pelo utilizador. Isto complica o já complexo tópico da lei dos direitos de autor e o equilíbrio que procura alcançar entre utilizadores e detentores de direitos.

Licenças Creative Commons: Como alternativa aos direitos de autor convencionais, propomos as licenças Creative Commons, que permitem aos artistas definir os parâmetros de como o seu trabalho pode ser partilhado, utilizado e alterado. Fale sobre a forma como estas licenças podem ajudar as pessoas a partilhar e reutilizar obras criativas sem comprometer a proteção dos direitos de autor.

Directrizes de utilização justa: Elucidar a forma como diversos sectores e estabelecimentos formularam os seus próprios protocolos de utilização justa, a fim de estabelecer uma ambiguidade relativamente à definição de utilização justa nos seus meios específicos. Os utilizadores e os criadores podem navegar pelas complexidades da lei dos direitos de autor com a ajuda destas directrizes.

Desafios na era digital: Este ensaio discutirá os desafios que as tecnologias digitais apresentam, incluindo a extensa replicação, disseminação e modificação de conteúdos protegidos por direitos de autor. Examina também as formas como a utilização justa e as excepções legais estão a ser utilizadas para resolver estas questões.

Questões emergentes: Destacar as preocupações emergentes no domínio da lei do uso legítimo, incluindo a implementação de princípios de uso legítimo em relação a tecnologias emergentes como a realidade virtual, a aprendizagem automática e a inteligência artificial. Examinar a forma como o poder judicial está a lidar com estas circunstâncias sem precedentes e a influenciar a trajetória da doutrina da utilização justa.

Domínio público e obras órfãs: Familiarize-se com as noções de domínio público e obras órfãs, que denotam criações artísticas que não estão protegidas por direitos de autor ou cujo paradeiro dos detentores dos direitos de autor é desconhecido. Examine a forma como estas noções se cruzam com as excepções legais e a utilização justa.

Utilização justa para fins educativos: Elaborar sobre o significado da utilização justa no domínio da educação, abrangendo o seu papel na promoção de bolsas de estudo, investigação e instrução. Este ensaio examinará as estratégias que os educadores podem empregar para acomodar as preocupações de uso justo ao integrar material protegido por direitos de autor em actividades de sala de aula e materiais de instrução (27).

4: Marcas registadas: Branding e mais além

As marcas registadas são componentes críticos no domínio do comércio, funcionando como instrumentos indispensáveis para diferenciar produtos e serviços no mercado. Na sua essência, uma marca registada compreende uma indicação, símbolo ou declaração única e distintiva que significa a origem de um determinado produto ou serviço em comparação com outros. Ao associar qualidades ou atributos específicos a uma determinada marca, as marcas registadas ajudam os consumidores a tomar decisões de compra informadas, quer seja através de um logótipo, de um slogan ou mesmo de um design de embalagem distintivo (28). Uma etapa crucial para garantir a proteção jurídica e a exclusividade da utilização de uma marca é o seu registo. Normalmente, o procedimento implica a apresentação de um pedido ao instituto de marcas adequado, acompanhado de uma descrição pormenorizada dos produtos ou serviços que a marca irá simbolizar. Embora os pré-requisitos de registo possam diferir consoante as jurisdições, é mais provável que a proteção da marca seja concedida àquelas que são consideradas distintivas e não meramente descritivas ou genéricas. O registo da marca concede ao proprietário a única autoridade para utilizar a marca em relação aos produtos ou serviços designados; isto dá ao proprietário um instrumento potente para diferenciar a sua marca e estabelecer o seu lugar no mercado.

No entanto, o registo de marca, por si só, não confere imunidade contra a infração. A violação de uma marca registada ocorre quando um terceiro se envolve no fornecimento de produtos ou serviços comparáveis, utilizando uma marca idêntica ou que se assemelha de forma confusa a uma marca registada. Tal comportamento induz a confusão do consumidor ou diminui o carácter único da marca original (29). A utilização não autorizada da marca, o risco de confusão para o consumidor e os danos à reputação ou à boa vontade associados à marca são motivos típicos de violação da marca registada. Os titulares de marcas registadas podem recorrer a uma série de soluções legais em tais situações, incluindo indemnizações monetárias, medidas cautelares e, em certos casos, processos criminais por contrafação.

A implementação de estratégias de branding eficientes é fundamental para otimizar o valor e a influência das marcas na esfera comercial. A construção de uma carteira robusta de marcas comerciais implica mais do que simplesmente salvaguardar e selecionar marcas individuais; implica também estabelecer uma identidade de marca unificada que estabeleça uma forte ligação com os consumidores. Isto pode implicar a realização de pesquisas de autorização abrangentes para verificar a acessibilidade de uma marca, a monitorização vigilante e a aplicação dos direitos de marca contra potenciais infractores e a gestão ativa dos assuntos relacionados com as marcas.

As marcas registadas são mais do que simples símbolos; representam o valor, o carácter e a reputação de uma empresa (30). Funcionam como a representação pública de uma marca, transmitindo de forma sucinta os seus princípios e compromissos aos consumidores. No meio de uma intensa concorrência no mercado, as marcas registadas proporcionam às organizações uma vantagem discernível, permitindo-lhes diferenciarem-se da massa de agitação e estabelecerem uma identidade singular que se liga fortemente ao seu público-alvo. Um componente crítico da salvaguarda de uma marca, o procedimento de registo confere aos proprietários privilégios exclusivos para utilizar o símbolo em determinados produtos ou serviços dentro da jurisdição designada (31). No entanto, para além do registo, são cruciais medidas pró-activas para proteger as marcas contra a violação e a utilização indevida.

Isto implica a implementação de estratégias robustas de vigilância de marcas registadas para identificar a utilização não autorizada da marca em mercados físicos e digitais e responder prontamente a quaisquer infracções comunicadas. Uma vez que pode resultar em confusão, diluição ou mancha da marca original, a violação da marca registada representa um risco substancial para a integridade da marca e para a confiança dos consumidores.

Os proprietários de marcas registadas podem combater com êxito a infração, mantendo-se atentos ao mercado para detetar casos de utilização ilegal das suas marcas e estando preparados para tomar medidas legais, se necessário. Para resolver problemas e salvaguardar os seus direitos de marca registada, podem recorrer ao envio de cartas de cessação e desistência, iniciar acções judiciais ou encontrar processos alternativos de resolução de litígios. As estratégias de marca têm como objetivo fazer mais do que apenas cumprir os regulamentos; devem também envolver os clientes a um nível mais profundo e ajudá-los a formar relações de lealdade e confiança (32). Uma familiaridade profunda com os gostos e objectivos dos consumidores pretendidos é essencial para uma marca eficaz. As marcas registadas podem ser transformadas de símbolos em fortes motores de envolvimento dos consumidores e de defesa da marca através de campanhas de marketing inovadoras, de uma narrativa convincente e de experiências de marca memoráveis.

As marcas comerciais já são importantes para influenciar a opinião pública e, em última análise, as vendas, mas são ainda mais importantes na era digital moderna devido à prevalência do comércio eletrónico e das redes sociais. As empresas de todos os sectores tornaram a proteção das suas marcas uma prioridade absoluta em resposta ao aumento dos produtos de contrafação e à violação da Internet. As empresas podem proteger o seu capital de marca e os seus activos de propriedade intelectual no mercado digital adoptando uma abordagem proactiva à manutenção e aplicação das marcas (33).

Tipos de marcas registadas: Elucidar sobre as várias classificações de marcas registadas, incluindo marcas de design, marcas sonoras, marcas nominativas e marcas não tradicionais, como matizes, odores e gestos. Elucidar sobre a forma como cada categoria funciona como um identificador distinto para produtos e serviços.

Proteção global de marcas registadas: As empresas com presença global devem sublinhar a importância da proteção das marcas à escala global. Pense em formas de simplificar o processo de registo de uma marca em mais do que um país, como o Sistema de Madrid.

Diluição da marca registada: Explique melhor a noção de diluição da marca registada, que ocorre quando a utilização ilícita de uma marca regista uma erosão da sua singularidade ou mancha a sua reputação, não obstante a ausência de qualquer potencial de confusão. Descreva como o objetivo das leis de diluição é salvaguardar marcas famosas ou bem conhecidas de tais danos (34).

Contrafação e bens do mercado cinzento: Este ensaio examinará a diferenciação entre produtos do mercado cinzento e produtos de contrafação. Os produtos do mercado cinzento são produtos autênticos que são importados e distribuídos sem a autorização do proprietário da marca registada. Sublinhe as ramificações económicas e legais da oposição a estas práticas.

Nomes de domínio e cybersquatting: Examinar o problema dos litígios relativos a nomes de domínio e ciberespeculação, que ocorre quando utilizadores sem escrúpulos registam nomes de domínio semelhantes ou idênticos a marcas registadas com a intenção de capitalizar a boa vontade associada à marca. Elucidar o funcionamento dos mecanismos de resolução de litígios, como a Política Uniforme de Resolução de Litígios sobre Nomes de Domínio (UDRP).

Acordos de coexistência: Informar-se sobre os acordos de coexistência, que são acordos formais entre partes que possuem marcas comerciais comparáveis para coexistirem harmoniosamente no mercado. Descrever as formas como estes acordos permitem às empresas evitar litígios dispendiosos e concentrar-se no desenvolvimento da marca.

Licenciamento de marcas registadas: Discutir o fenómeno do licenciamento de marcas, no qual os proprietários de marcas autorizam terceiros a utilizar as suas propriedades em troca de uma compensação monetária ou outros termos semelhantes. Uma análise das vantagens e desvantagens dos acordos de licenciamento, incluindo a natureza imperativa do controlo de qualidade na manutenção da integridade da marca.

Redes sociais e monitorização da marca: Salientar a importância de monitorizar as plataformas de redes sociais e os mercados online para detetar potenciais violações de marcas registadas e utilização indevida de marcas. Discutir o papel das ferramentas e estratégias de monitorização de marcas na identificação e tratamento da utilização não autorizada de marcas no espaço digital (35).

Referência

1.   Mahoney CJ, Ahmed RM, Huynh W, Tu S, Rohrer JD, Bedlack RS, et al. Fisiopatologia e tratamento da disfunção não motora na esclerose lateral amiotrófica. Medicamentos do SNC. 2021;35(5):483-505.

2   . Samuelson P, Baumgarten JA, Carroll MW, Cohen JE, Dow T, Fitzgerald B, et al. The copyright principles project: Directions for reform. Berkeley Tech LJ. 2010;25:1175.

3.   Heald PJ. How copyright keeps works disappeared. Journal of Empirical Legal Studies. 2014;11(4):829-66.

4.   Cohen JE. Creativity and culture in copyright theory.   Direito de autor: Routledge; 2017. p. 473-527.

5.   Barbosa RG. Revisitando o direito internacional dos direitos de autor. Barry L Rev. 2007;8:43.

6.   Chafee Jr Z. Reflections on the Law of Copyright: I. Colum L Rev. 1945;45:503.

7.   Saint-Amour PK. The copywrights: intellectual property and the literary imagination: Cornell University Press; 2011.

8.   Drahos P. A universalidade dos direitos de propriedade intelectual: origens e desenvolvimento. Propriedade intelectual e direitos humanos. 1999:13-41.

9.   Strong WS. O livro de direitos de autor: um guia prático: MIT press; 2014.

10.   Watt R, Towse R. Copyright protection standards and authors' time allocation. Industrial and Corporate Change. 2006;15(6):995-1011.

11.   Patterson LR. A natureza do direito de autor: A law of users' rights: University of Georgia Press; 1991.

12.   Howell HA. The Copyright Law: An Analysis of the Law of the United States Governing Registration and Protection of Copyright Works, Including Prints and Labels: Washington, DC: Bureau of National Affairs; 1942.

13.   Fisher W. Theories of intellectual property. 2001.

14.   Balganesh S. The uneasy case against copyright trolls. S Cal L Rev. 2012;86:723.

15.   Goldstein P. International copyright: principles, law, and practice: Oxford University Press, EUA; 2001.

16.   Cohen JE, Loren LP, Okediji RL, O'Rourke MA. Copyright in a global information economy: Aspen Publishing; 2019.

17.   Nadel MS. How current copyright law discourages creative output: The overlooked impact of marketing. Berkeley Tech LJ. 2004;19:785.

18.   Fagundes D, Perzanowski A. Abandonar os direitos de autor. Wm & Mary L Rev. 2020;62:487.

19.   Abdulai RT, Ochieng E. Land registration and landownership security: An examination of the underpinning principles of registration. Property Management. 2017;35(1):24-47.

20.   Bowker RR. Copyright, its History and its Law: BoD-Books on Demand; 2020.

21.   Ullrich H. Intellectual property: exclusive rights for a purpose-the case of technology protection by patents and copyright. Documento de investigação do Instituto Max Planck de Propriedade Intelectual e Direito da Concorrência. 2012(13-01):425-59.

22.   Sterk SE. Rhetoric and reality in copyright law. Mich L Rev. 1995;94:1197.

23.   Leval PN. Toward a fair use standard. Harvard law review. 1990;103(5):1105-36.

24.   Patterson L. Free speech, copyright, and fair use. Vand L Rev. 1987;40:1.

25.   Cohen JE. The place of the user in copyright law. Fordham L Rev. 2005;74:347.

26.   Janson G. Whose Burden is it Anyway? Addressing the Needs of Content Owners in DMCA Safe Harbors. Federal Communications Law Journal. 2010;62(1):6.

27.   Samuelson P. Unbundling fair uses. Fordham L Rev. 2008;77:2537.

28.   Desai DR. From trademarks to brands. Fla L Rev. 2012;64:981.

29.   Swann Sr JB, Aaker DA, Reback M. Trademarks and marketing. Trademark Rep. 2001;91:787.

30.   Heimes R. Trademarks, Identity, and Justice (Marcas registadas, identidade e justiça). J Marshall Rev Intell Prop L. 2011;11:i.

31.   Tharmaraj P, Shakina J. Principles Of IPR: AG PUBLISHING HOUSE (AGPH Books); 2023.

32.   Thushara C, Vedashree A. Meta Tags: Novos desafios no direito das marcas registadas. 2023.

33   Geiregat S. Trade Marks in Sounds and Gestures: A Critical Analysis of Two Non-Traditional Signs in the EU (Uma análise crítica de dois sinais não tradicionais na UE). GRUR International. 2022;71(8):702-18.

34.   Sainath S. A Critical Comparative Analysis of the Contemporary Challenges Revolving Non-Conventional Trademarks and Its Registerability in India and the USA (Uma análise crítica comparativa dos desafios contemporâneos relacionados com as

marcas comerciais não convencionais e a sua possibilidade de registo na Índia e nos EUA). Edição 4 Indian JL & Legal Rsch. 2022;4:1.

35   Mossoff A. Trademark as a Property Right (A marca registada como um direito de propriedade). Ky LJ. 2018;107:1.

CAPÍTULO N.º 3

MARCA REGISTADA

Dr. Simachal Panda,

Professor,

Escola de Ciências Farmacêuticas,

Universidade Nacional de Jaipur, Jaipur, Rajasthan-302017

As marcas comerciais são uma forma de propriedade intelectual que protege símbolos, nomes, logótipos e outros elementos distintivos que são utilizados para identificar e distinguir bens ou serviços de uma parte dos de outras. As marcas registadas desempenham um papel crucial no branding e ajudam os consumidores a reconhecer e a confiar na origem de um produto ou serviço.

Eis alguns pontos-chave sobre as marcas registadas:

Registo: Embora não seja obrigatório, o registo de uma marca comercial na agência governamental adequada (como o Instituto de Patentes e Marcas dos Estados Unidos - USPTO nos EUA) proporciona benefícios e proteção legais adicionais.

Duração: As marcas podem durar indefinidamente, desde que estejam a ser utilizadas e o proprietário continue a renovar o registo.

Carácter distintivo: As marcas registadas são mais fortes e mais aplicáveis se forem distintivas. Isto pode incluir nomes arbitrários ou fantasiosos (como Apple para computadores) ou nomes sugestivos (como Netflix para serviços de streaming).

Infração: Se outra parte utilizar uma marca semelhante para produtos ou serviços semelhantes, isso pode conduzir a uma infração de marca registada. Os proprietários de marcas registadas têm o direito de intentar uma ação judicial para proteger as suas marcas.

Classes: As marcas comerciais são registadas em classes específicas que correspondem ao tipo de produtos ou serviços que representam. Isto ajuda a evitar a confusão entre marcas semelhantes em sectores não relacionados.

Proteção internacional: As marcas podem ser registadas internacionalmente através de sistemas como o Protocolo de Madrid, proporcionando proteção em vários países.

Utilização no comércio: As marcas registadas têm de ser utilizadas no comércio para manterem a sua validade. A não utilização durante um período prolongado pode resultar na perda dos direitos da marca registada.

É importante notar que as marcas registadas são apenas um aspeto da propriedade intelectual, juntamente com as patentes, os direitos de autor e os segredos comerciais. Se tiver perguntas específicas sobre marcas registadas ou sobre uma determinada marca registada, não hesite em fornecer mais detalhes!

INTRODUÇÃO ÀS MARCAS REGISTADAS.

Uma marca registada é um símbolo distintivo, palavra, frase, desenho ou uma combinação destes elementos que é utilizada para identificar e distinguir os bens ou serviços de uma entidade dos de outras. Essencialmente, serve como um identificador único para produtos ou serviços no mercado. As marcas registadas desempenham um papel crucial no reconhecimento da marca e do consumidor, ajudando a criar confiança e lealdade.

As principais características das marcas registadas incluem:

Carácter distintivo: Uma marca registada forte é frequentemente distintiva e memorável. Distingue os bens ou serviços que representa dos da concorrência. As marcas registadas podem enquadrar-se em várias categorias de carácter distintivo, desde arbitrárias ou fantasiosas (palavras inventadas ou não relacionadas com o produto, como "Google" para motores de busca) a sugestivas (sugerindo qualidades ou características do produto, como "QuickBooks" para software de contabilidade) e descritivas (descrevendo diretamente uma qualidade ou caraterística, como "Sharp" para televisores).

Proteção: As marcas registadas proporcionam proteção jurídica ao proprietário, impedindo que outros utilizem marcas semelhantes que possam causar confusão para produtos ou serviços semelhantes. Esta proteção ajuda a manter a reputação e a boa vontade associadas à marca registada.

Registo: Embora o registo não seja obrigatório, oferece várias vantagens. As marcas registadas beneficiam de uma presunção de validade, de proteção a nível nacional e da possibilidade de intentar uma ação judicial em caso de infração. Nos Estados Unidos, o United States Patent and Trademark Office (USPTO) supervisiona os registos de marcas.

Duração: As marcas registadas podem durar indefinidamente, desde que sejam utilizadas ativamente no comércio e o proprietário continue a renovar o registo. A utilização contínua e adequada é essencial para manter os direitos associados a uma marca registada.

Classes: As marcas registadas são categorizadas em classes com base no tipo de produtos ou serviços que representam. Este sistema de classificação ajuda a evitar confusões, garantindo que marcas semelhantes não são registadas para produtos ou serviços não relacionados.

Proteção internacional: A proteção de marcas comerciais pode estender-se para além das fronteiras nacionais. Os sistemas de registo internacional, como o Protocolo de Madrid, permitem que os proprietários de marcas procurem proteção em vários países com um único pedido.

Aplicação: Os proprietários de marcas comerciais têm o direito de fazer cumprir as suas marcas e de intentar acções judiciais contra aqueles que violam os seus direitos. Isto pode incluir a procura de indemnizações, medidas cautelares ou outras soluções.

Em resumo, as marcas registadas são ferramentas essenciais para as empresas estabelecerem uma identidade de marca única, promoverem a confiança dos consumidores e protegerem os seus produtos ou serviços no mercado. Compreender os princípios do direito das marcas e gerir e aplicar eficazmente as marcas são aspectos vitais da estratégia de propriedade intelectual para empresas de todas as dimensões.

PROCESSO DE REGISTO E BENEFÍCIOS.

O processo de registo de uma marca envolve várias etapas e, uma vez registado com êxito, oferece uma série de benefícios. Segue-se uma visão geral do processo de registo e das vantagens de ter uma marca registada:

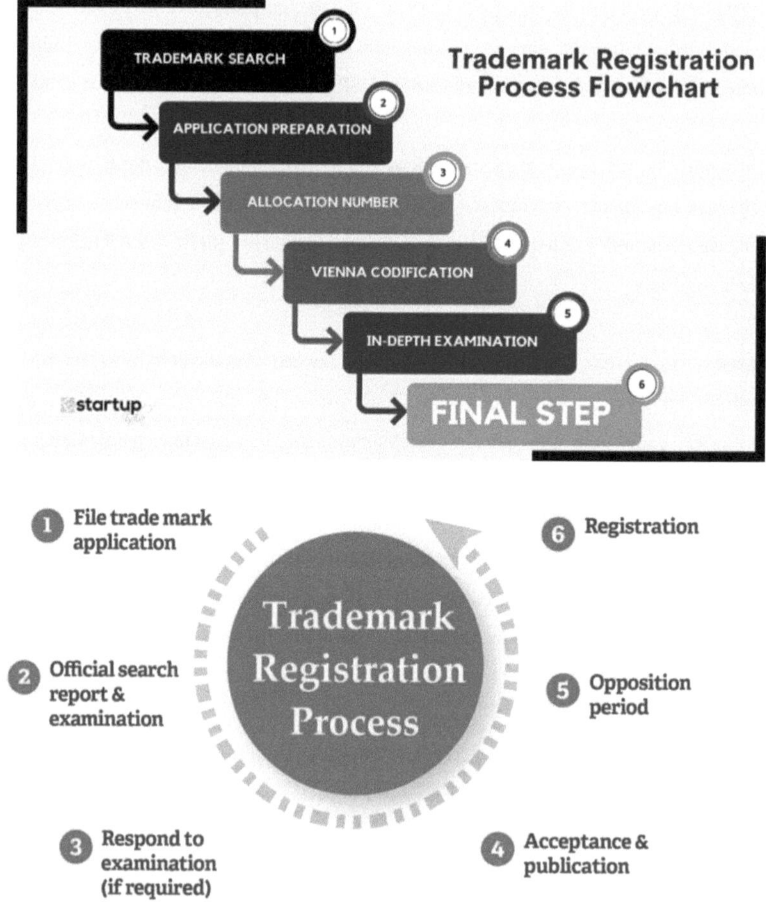

Processo de registo:

Pesquisa de marcas registadas:

Realizar uma pesquisa exaustiva para garantir que a marca registada escolhida é única e não está já a ser utilizada por outra entidade. Isto ajuda a evitar conflitos e potenciais problemas legais.

Apresentação de candidaturas:

Apresentar um pedido de marca registada junto da agência governamental relevante, como o Instituto de Patentes e Marcas dos Estados Unidos (USPTO) nos EUA ou gabinetes semelhantes noutros países. O pedido inclui pormenores sobre a marca, a sua classificação e os produtos ou serviços que representa.

Exame:

O Instituto de Marcas examina o pedido para garantir que cumpre os requisitos necessários, incluindo o carácter distintivo e a conformidade com a legislação em matéria de marcas.

Publicação:

Se o pedido for aprovado, a marca é normalmente publicada num jornal oficial ou num registo, permitindo que terceiros se oponham ao registo se considerarem que este viola os seus direitos.

Período de oposição:

Há um período determinado durante o qual as partes interessadas podem opor-se ao registo. Se não forem apresentadas quaisquer oposições ou se as oposições forem ultrapassadas com êxito, a marca prossegue para registo.

Registo:

Uma vez concluído o registo, o titular da marca recebe um certificado de registo, que constitui prova legal dos seus direitos exclusivos sobre a marca.

Vantagens do registo de marcas:

Presunção de validade:

Presume-se que uma marca registada é válida, tornando mais fácil para o proprietário fazer valer os seus direitos em caso de infração.

Proteção a nível nacional:

O registo confere direitos exclusivos de utilização da marca a nível nacional, mesmo que a empresa opere numa área geográfica limitada.

Recursos legais:

Os proprietários de marcas registadas podem intentar acções judiciais contra os infractores, procurando obter indemnizações, medidas cautelares e outras soluções.

Aviso público:

O registo serve como aviso público de propriedade, reduzindo a probabilidade de infração não intencional por parte de terceiros.

Utilização do símbolo ®:

As marcas registadas podem utilizar o símbolo ®, que indica proteção legal e pode dissuadir a violação.

Expansão internacional:

O registo pode ser alargado a outros países através de tratados e acordos internacionais, proporcionando proteção em várias jurisdições.

Valor do ativo:

Uma marca registada pode ser considerada um ativo intangível, acrescentando valor à empresa. Pode ser licenciada, vendida ou utilizada como garantia.

Efeito dissuasor:

A existência de uma marca registada pode dissuadir potenciais infractores, uma vez que é menos provável que utilizem uma marca que já está protegida.

Proteção renovável:

Os registos de marcas podem ser renovados indefinidamente, desde que a marca continue a ser utilizada e as taxas de renovação sejam pagas.

De um modo geral, o processo de registo e os benefícios subsequentes são fundamentais para salvaguardar a identidade da marca de uma empresa e proporcionar uma vantagem competitiva no mercado.

VIOLAÇÃO E APLICAÇÃO DE MARCAS REGISTADAS.

A violação de uma marca registada ocorre quando uma parte utiliza uma marca registada no comércio que é idêntica ou semelhante a uma marca registada ou a uma marca não registada mas estabelecida, e essa utilização é suscetível de causar confusão, erro ou engano entre os consumidores sobre a fonte ou origem dos bens ou serviços. Quando ocorre uma infração, o proprietário da marca registada tem o direito de fazer valer os seus direitos exclusivos através de meios legais. Eis uma visão geral da infração de marca registada e do processo de aplicação:

Violação de marca registada:

Probabilidade de confusão:

O risco de confusão é fundamental para a violação da marca registada. Os tribunais consideram factores como a semelhança das marcas, a força da marca do queixoso, a semelhança dos produtos ou serviços, os canais de comércio e o grau de cuidado do consumidor.

Tipos de infração:

Para além da infração direta, em que uma parte utiliza uma marca semelhante que causa confusão, pode haver casos de infração contributiva (ajudar ou induzir outros a infringir) e de responsabilidade indireta (ser responsabilizado pela infração cometida por outra pessoa).

Defesas:

Os arguidos podem invocar várias defesas, como a utilização justa (utilizando a marca de forma descritiva ou não), a paródia ou o carácter genérico (alegando que a marca é um nome comum para os produtos ou serviços).

Aplicação da marca registada:

Carta de cessação e desistência:
Antes de recorrer a uma ação judicial, o proprietário da marca envia frequentemente uma carta de cessação e desistência ao alegado infrator. Esta carta descreve a infração e exige que a parte infratora deixe de utilizar a marca.

Negociação e resolução de litígios:
As partes podem encetar negociações para resolver o litígio sem recorrer a tribunal. Os acordos de resolução de litígios podem incluir a concordância da parte infratora em cessar a utilização, pagar indemnizações ou fazer alterações à sua marca.

Contencioso:
Se as negociações falharem, o proprietário da marca registada pode intentar uma ação judicial num tribunal competente. As soluções legais procuradas podem incluir medidas cautelares (para parar a atividade infratora), danos e honorários de advogados.

Injunções:
Os tribunais podem emitir injunções preliminares ou permanentes para impedir as actividades ilícitas durante o processo judicial ou de forma permanente.

Danos:
Os titulares de marcas registadas podem pedir indemnizações monetárias, que podem incluir danos reais (perdas financeiras sofridas) ou danos legais (montantes estabelecidos por lei).

Apreensão e destruição:
Em alguns casos, um tribunal pode ordenar a apreensão e destruição dos bens ou materiais em infração.

Aplicação internacional:

Os proprietários de marcas registadas podem fazer valer os seus direitos a nível internacional através de mecanismos como a Organização Mundial da Propriedade Intelectual (OMPI) ou os institutos nacionais de propriedade intelectual.

Controlo aduaneiro:

Alguns países permitem que os proprietários de marcas comerciais colaborem com as autoridades aduaneiras para impedir a importação de produtos contrafeitos.

É importante que os proprietários de marcas comerciais monitorizem e apliquem ativamente os seus direitos para proteger o carácter distintivo e o valor das suas marcas. A deteção precoce e a ação imediata são cruciais para evitar danos adicionais à marca e estabelecer uma posição forte em processos judiciais. É aconselhável consultar advogados especializados em propriedade intelectual para obter orientação durante o processo de aplicação.

PATENTES:

Uma patente é um direito exclusivo concedido por um governo a um inventor ou ao seu cessionário para uma invenção, que é um produto ou um processo que proporciona, em geral, uma nova forma de fazer algo ou oferece uma nova solução técnica para um problema. As patentes são concedidas por institutos de patentes nacionais ou regionais. O mecanismo de concessão de patentes varia muito de país para país.

A justificação legal subjacente às patentes é o facto de constituírem um incentivo à inovação. Ao conceder aos inventores o monopólio das suas invenções durante um determinado período, as patentes incentivam-nos a investir em investigação e desenvolvimento (I&D), conduzindo assim ao progresso tecnológico. Em troca deste monopólio, os inventores são obrigados a divulgar os pormenores da sua invenção ao público. Esta divulgação permite que outros se baseiem na invenção e desenvolvam novas invenções.

Segue-se um resumo dos principais aspectos das patentes:

Exclusividade: Os titulares de patentes têm o direito de excluir terceiros de fabricar, utilizar, vender, colocar à venda ou importar a sua invenção no território da patente durante um período limitado.

Novidade: Para ser patenteável, uma invenção tem de ser nova (ou seja, não ser previamente conhecida ou divulgada ao público).

Não-obviedade: Uma invenção não deve ser óbvia para um perito na matéria.

Utilidade: Uma invenção deve ter uma aplicação prática.

Divulgação: Para obter uma patente, o inventor deve divulgar a invenção em pormenor ao público num pedido de patente.

Territorialidade: As patentes são direitos territoriais. Uma patente concedida por um país não confere proteção noutros países.

VISÃO GERAL DO DIREITO DAS PATENTES.

O direito de patentes é um ramo do direito de propriedade intelectual que rege a criação, proteção e aplicação de patentes. As patentes conferem aos inventores direitos exclusivos sobre as suas invenções, concedendo-lhes a autoridade legal para impedir que outros façam, utilizem, vendam ou importem a invenção patenteada sem autorização durante um período de tempo específico.

Eis um resumo dos principais aspectos do direito das patentes:

Matéria patenteável: Para ser elegível para proteção de patentes, uma invenção deve normalmente enquadrar-se em categorias legais, tais como processos, máquinas, artigos de fabrico, composições de matéria ou melhoramentos novos e úteis dos mesmos. As invenções também devem ser novas, não óbvias e úteis para se qualificarem para uma patente.

Pedido de patente: O processo de obtenção de uma patente começa com o registo de um pedido de patente junto do instituto de patentes competente. O pedido inclui uma descrição detalhada da invenção, reivindicações que definem o âmbito da proteção pretendida e, frequentemente, desenhos ou diagramas que ilustram a invenção.

Exame de patentes: Após o registo, o pedido de patente é submetido a um exame por um examinador de patentes para determinar se a invenção cumpre os requisitos de patenteabilidade. O examinador avalia a novidade, a não obviedade e a utilidade da invenção à luz do estado da técnica (conhecimento existente no domínio).

Concessão da patente: Se o examinador de patentes determinar que a invenção cumpre os requisitos de patenteabilidade, é concedida uma patente ao inventor. A patente confere direitos exclusivos sobre a invenção durante um período específico, normalmente 20 anos a partir da data de registo para patentes de utilidade e 15 anos para patentes de design.

Âmbito de proteção: O âmbito de proteção proporcionado por uma patente é definido pelas reivindicações no documento da patente. Estas reivindicações descrevem as características ou elementos específicos da invenção que estão protegidos contra a utilização não autorizada por terceiros.

Aplicação e infração: Os detentores de patentes têm o direito de fazer cumprir as suas patentes contra infractores que fabriquem, utilizem, vendam ou importem a invenção patenteada sem autorização. Podem ser intentadas acções judiciais por infração de patentes para obter injunções, indemnizações ou outras soluções para a utilização não autorizada de invenções patenteadas.

Defesas contra a infração: Os arguidos em processos de infração de patentes podem apresentar várias defesas, tais como contestar a validade da patente, afirmar a não infração ou alegar que as suas actividades estão protegidas por excepções ou limitações legais.

Licenciamento e atribuição: Os titulares de patentes podem rentabilizar as suas patentes, licenciando-as a terceiros para utilização em troca de royalties ou outras compensações. As patentes também podem ser cedidas ou vendidas a terceiros, transferindo a propriedade dos direitos de patente.

Considerações internacionais: As patentes são direitos territoriais, o que significa que são concedidas e aplicadas na jurisdição do instituto de patentes emissor. No entanto, os tratados e acordos internacionais, como o Tratado de Cooperação em Matéria de Patentes (PCT) e o Acordo sobre os Aspectos dos Direitos de Propriedade Intelectual Relacionados com o Comércio (TRIPS), proporcionam mecanismos para a obtenção e aplicação de patentes em vários países.

De um modo geral, o direito de patentes desempenha um papel crucial no incentivo à inovação, proporcionando aos inventores direitos exclusivos sobre as suas invenções, incentivando assim o investimento em investigação e desenvolvimento e promovendo o progresso tecnológico.

☐TYPES DE PATENTES.

Existem vários tipos de patentes, cada um concebido para proteger diferentes tipos de invenções e inovações. Os principais tipos de patentes incluem:

Patentes de utilidade: As patentes de utilidade são o tipo mais comum de patente e abrangem processos novos e úteis, máquinas, artigos de fabrico, composições de matéria ou qualquer melhoria nova e útil dos mesmos. As patentes de utilidade proporcionam uma ampla proteção para invenções funcionais e são normalmente válidas por 20 anos a partir da data de apresentação do pedido.

Patentes de design: As patentes de design protegem o design ornamental ou o aspeto de um artigo funcional. Ao contrário das patentes de utilidade, que protegem o modo como uma invenção funciona, as patentes de design protegem o aspeto de uma invenção. As patentes de desenhos e modelos são concedidas por um período de 15 anos a partir da data de concessão.

Patentes de plantas: As patentes de plantas são concedidas para novas variedades de plantas que tenham sido reproduzidas assexuadamente, por exemplo, através de enxertia ou corte. As patentes de plantas protegem o direito do inventor de excluir terceiros de reproduzir, vender ou utilizar a variedade de planta patenteada durante um período de 20 anos a partir da data de registo.

Patentes de software: As patentes de software protegem as invenções relacionadas com software e algoritmos de computador. Abrangem métodos, processos e sistemas implementados através de software para alcançar funções específicas ou resolver problemas técnicos. As patentes de software são normalmente classificadas como patentes de utilidade e estão sujeitas aos mesmos requisitos de patenteabilidade.

Patentes de métodos comerciais: As patentes de métodos comerciais protegem as invenções relacionadas com métodos novos e inovadores de fazer negócios ou de conduzir actividades comerciais. Estas patentes abrangem processos ou técnicas que fornecem um método específico para a realização de operações comerciais, tais como transacções financeiras, métodos de comércio eletrónico ou técnicas de gestão de relações com clientes.

Patentes biotecnológicas: As patentes de biotecnologia abrangem invenções relacionadas com processos biológicos, organismos ou produtos derivados de organismos vivos. Estas patentes incluem técnicas de engenharia genética, composições farmacêuticas, sequências de genes e métodos de diagnóstico utilizados na investigação em biotecnologia e ciências da vida.

Patentes de modelos de utilidade: As patentes de modelos de utilidade, também conhecidas como "pequenas patentes" ou "patentes de inovação" em algumas jurisdições, proporcionam uma forma de proteção mais curta e menos rigorosa em comparação com as patentes de utilidade. Normalmente, são concedidas rapidamente e abrangem pequenas melhorias a invenções ou produtos existentes.

Estes são os principais tipos de patentes habitualmente concedidos pelos institutos de patentes em todo o mundo. Cada tipo de patente serve para proteger diferentes aspectos da inovação e da criatividade, proporcionando aos inventores e inovadores direitos exclusivos sobre as suas invenções durante um período de tempo limitado.

☐PATENT PROCESSO DE CANDIDATURA.

O processo de pedido de patente envolve várias etapas, desde a preparação do pedido até à obtenção de uma patente concedida. Eis uma visão geral do processo de pedido de patente:

Divulgação da invenção: O processo começa normalmente com o inventor a divulgar os pormenores da sua invenção a um advogado ou agente de patentes. Esta divulgação deve incluir uma descrição exaustiva da invenção, incluindo o seu funcionamento e as suas potenciais aplicações.

Avaliação da patenteabilidade: O advogado ou agente de patentes efectua uma pesquisa de patenteabilidade para determinar se a invenção cumpre os requisitos para a proteção de patentes. Isto envolve a pesquisa de patentes existentes, publicações e outras fontes de arte anterior para avaliar a novidade e a não obviedade da invenção.

Preparação do pedido de patente: Com base na divulgação da invenção e na avaliação da patenteabilidade, o advogado ou agente de patentes redige um pedido de patente. O pedido inclui vários componentes, tais como:

Título: Descrição concisa da invenção.

Antecedentes: Uma visão geral do domínio técnico e do problema que a invenção resolve.

Descrição: Uma descrição pormenorizada da invenção, incluindo o seu funcionamento e os seus vários componentes ou elementos.

Desenhos: Ilustrações ou diagramas para representar visualmente a invenção.

Reivindicações: A parte mais importante do pedido de patente, as reivindicações definem o âmbito da proteção pretendida para a invenção. Especificam as características ou elementos específicos da invenção que o requerente considera serem novos e não óbvios.

Resumo: Um breve resumo da invenção.

Apresentação do pedido de patente: Uma vez preparado o pedido de patente, este é registado no gabinete de patentes relevante. Nos Estados Unidos, este é normalmente o Instituto de Patentes e Marcas dos Estados Unidos (USPTO), enquanto outros países têm os seus próprios institutos de patentes.

Exame de patentes: Após o registo, o pedido de patente é examinado por um examinador de patentes no Instituto de Patentes. O examinador avalia a patenteabilidade da invenção, incluindo a sua novidade, não obviedade e utilidade, tendo em conta o estado da técnica.

Acções e respostas do Instituto: Durante o processo de exame, o examinador de patentes pode emitir acções do escritório, que são comunicações oficiais que descrevem quaisquer rejeições, objecções ou pedidos de esclarecimento relativos ao pedido de patente. O requerente tem a oportunidade de responder a estas acções do Instituto, quer alterando o pedido, quer apresentando argumentos em apoio da patenteabilidade, ou ambos.

Processo de patentes: O processo de resposta às acções do escritório e de interação com o examinador de patentes para resolver quaisquer questões ou objecções levantadas durante o exame é conhecido como processo de patentes. Este processo pode envolver várias rondas de correspondência entre o requerente e o examinador.

Concessão da patente: Se o examinador de patentes determinar que a invenção cumpre os requisitos de patenteabilidade e todas as formalidades forem cumpridas, é concedida uma patente ao requerente. O documento de patente é emitido e o inventor torna-se o titular da patente concedida.

Manutenção e renovação: Uma vez concedida, o titular da patente é responsável pela manutenção da patente, pagando taxas de manutenção ou anuidades ao instituto de patentes em intervalos específicos. O não pagamento destas taxas pode resultar na caducidade da patente e na perda da proteção da mesma.

De um modo geral, o processo de pedido de patente pode ser complexo e moroso, demorando frequentemente vários anos desde o registo até à concessão. Requer uma preparação cuidadosa, uma tomada de decisões estratégica e uma comunicação eficaz com os examinadores de patentes para ser conduzido com êxito.

CAPÍTULO N.º 4

DIREITO DAS PATENTES

Kajal Sherawat,

Professor assistente,

Departamento de Farmacologia,

Instituto de Engenharia e Tecnologia de Meerut,

Meerut, Uttar Pradesh 250005

O direito de patentes é uma área do direito de propriedade intelectual centrada na proteção de novas ideias e avanços. Os inventores recebem direitos exclusivos sobre as suas invenções durante um período específico, em troca de revelarem ao público os pormenores das suas ideias. Esta divulgação permite que outros estudem a ideia e desenvolvam inovações.

Alguns aspectos fundamentais do direito das patentes

1. **Patenteabilidade:** Nem todas as invenções são elegíveis para patentes. Uma invenção deve ser única, não óbvia e útil para ser elegível para uma patente. Isto implica que a ideia deve ser inovadora, não aparente para os especialistas na área e ter uma utilidade efectiva.

2. **Matéria patenteável:** As patentes podem ser concedidas para processos, máquinas, produtos manufacturados, composições de matéria ou melhoramentos destas categorias. As leis de patentes podem diferir entre jurisdições e estão abertas à interpretação.

3. **Processo de pedido de patente:** Para obter uma patente, um inventor ou o seu representante deve apresentar um pedido de patente junto do instituto de patentes competente, como o Instituto de Marcas e Patentes dos Estados Unidos (USPTO) ou o Instituto Europeu de Patentes (EPO). O pedido inclui normalmente uma descrição pormenorizada da invenção e requer frequentemente desenhos ou diagramas.

4. **Exame e concessão:** O instituto de patentes analisa o pedido para avaliar se a invenção é elegível para uma patente com base em critérios específicos. O processo de exame envolve a realização de pesquisas em patentes e publicações existentes para verificar a singularidade e a não obviedade da invenção. Quando o pedido preenche todas as condições, o instituto de patentes emite a patente.

5. **Direitos e duração da patente:** Uma patente concede ao inventor direitos exclusivos sobre a sua inovação durante um determinado período, normalmente 20 anos a partir da data do registo. Durante este período, o proprietário da patente tem autoridade para proibir qualquer pessoa de produzir, utilizar, vender ou trazer a criação patenteada sem o seu consentimento.

6. **Aplicação e infração:** A violação dos direitos de patente ocorre quando um indivíduo utiliza, produz, distribui ou traz a criação patenteada sem autorização. Os titulares de patentes podem fazer valer as suas patentes através de acções judiciais para exigir punições como injunções ou penalizações.

7. **Licenciamento e transferência de patentes:** Os detentores de patentes têm a possibilidade de licenciar as suas patentes a terceiros, permitindo-lhes explorar a invenção em troca de royalties ou outra compensação. As patentes podem ser compradas, vendidas ou transferidas de forma semelhante a outros tipos de activos.

Tipos de patentes

As patentes podem ser classificadas em três categorias: patentes de utilidade, patentes de design e patentes de plantas.

Patentes de utilidade - Esta é uma categoria importante de patente. Uma patente de utilidade confere ao criador o direito exclusivo às suas invenções, métodos ou bens. Estas patentes são emitidas para invenções que podem ser uma máquina mecânica, um processo elétrico ou uma composição química de materiais.

As patentes de utilidade são a forma mais comum de proteção de patentes. Aos inovadores é concedida proteção por patente durante vinte anos. As patentes de utilidade são frequentemente designadas por pequenas invenções, pequenas patentes ou pequenas patentes. As patentes de utilidade partilham semelhanças com as patentes normais, mas variam em termos de despesas e critérios para a invenção e procedimentos de candidatura. As patentes de utilidade são proibidas pela legislação indiana. A Secção 3(d) da Lei das Patentes de 1970 especifica que uma nova utilização de um material conhecido não pode ser patenteada.

Patentes de design - Uma categoria diferente de patente é a patente de design. As patentes de design concedem aos inventores direitos exclusivos sobre o design estético de um objeto fabricado como uma forma de propriedade intelectual. Uma patente de design enfatiza principalmente a estética visual de uma invenção e não a sua funcionalidade.

Patentes de plantas - Esta é também uma forma importante de patente. As patentes são permitidas para a criação ou identificação de uma planta única e diferente. Para que lhe seja concedida uma patente de planta, o requerente deve demonstrar a capacidade de reproduzir a planta assexuadamente. Uma planta reproduz-se assexuadamente através de métodos como o corte ou a enxertia, em vez de através de sementes. A Índia não aceita patentes de plantas. A Índia permite patentes de métodos para a alteração genética de plantas, mas não para a planta inteira.

Procedimento de registo de patentes na Índia

A Índia está a progredir no sentido de se tornar um centro de inovação na Ásia, o que levou a um aumento dramático dos registos de patentes. Um pedido de patente pode ser apresentado no Instituto Indiano de Patentes ou através do registo eletrónico, que é a apresentação online de patentes.

Este artigo descreve o procedimento e o processo de apresentação de um pedido de patente na Índia e fornece um resumo de como registar uma patente na Índia.

Etapa 1: Apresentação de um pedido de patente

Os pedidos de patentes podem ser apresentados em linha ou pessoalmente nos gabinetes de patentes de Calcutá, Deli, Mumbai e Chennai.

Tipos básicos de aplicações:

- O **pedido provisório** é normalmente escolhido pelos inventores quando a sua invenção se encontra na fase de investigação e desenvolvimento. O documento de especificação fornece uma visão geral básica da invenção. O inventor deve apresentar o documento de descrição completa da patente no prazo de 12 meses após a apresentação do pedido provisório.

- Os **pedidos completos** escolhidos por um inventor podem apresentar um pedido completo de patente quando possuem a totalidade da invenção. A secção 10 do capítulo III da lei indiana sobre patentes especifica o formato do documento de especificação.

Etapa 2: Publicação

O instituto de patentes publica o pedido no registo de patentes 18 meses após a data de depósito ou a data de precedência. Esta publicação é automática e não necessita de qualquer ação por parte do requerente. O requerente pode acelerar a publicação através da apresentação do Formulário 9. Normalmente, o Instituto publica a patente no prazo de um mês após o pedido.

Etapa 3: Pedido de exame

Após a apresentação de um pedido de patente, o requerente deve apresentar um pedido de exame. Podemos apresentar este pedido utilizando o Formulário 18, e o controlador encaminhará o pedido para o examinador de patentes para análise adicional. Normalmente, o requerente deve apresentar o pedido de exame no prazo de 48 meses após a apresentação do pedido ou da data de precedência. Além disso, a não apresentação de um pedido de exame dentro do período especificado resultará no facto de o Instituto considerar o pedido como retirado.

Etapa 4: Exame de patentes

O Controlador enviará o pedido preenchido ao examinador no prazo de um mês após o pedido de exame. O examinador de patentes efectuará um exame exaustivo da patente para determinar a sua patenteabilidade e conformidade com a Lei das Patentes. O examinador fornecerá o Primeiro Relatório de Exame (FER) ao requerente ou à agência autorizada no prazo de dois meses após a receção do ficheiro.

O examinador pode apresentar objecções ao pedido de patente no relatório FER. O FER consiste normalmente num resumo do relatório e num relatório técnico exaustivo que contém uma lista de documentos referenciados relacionados com a originalidade, as etapas inventivas e os requisitos formais. Atualmente, os relatórios de exame são enviados por correio eletrónico. Se não for fornecido um endereço de correio eletrónico, o relatório será enviado por correio.

O requerente deve responder a estas objecções no prazo de seis meses após o relatório. Além disso, as instruções sobre como responder a um relatório de primeiro exame são descritas no artigo sobre a apresentação de uma resposta. O requerente tem a opção de solicitar uma prorrogação de três meses para responder às objecções, apresentando o Formulário 4. Se o requerente não responder dentro do prazo especificado, o Instituto Indiano de Patentes considerará o pedido abandonado.

Etapa 5: Resposta ao exame

Depois de o pedido de patente ser examinado e de serem levantadas objecções no Primeiro Relatório de Exame (FER), o requerente deve responder às objecções no prazo de seis meses a contar da data da avaliação do exame.

O FER pode incluir objecções relacionadas com as Secções 9, 10, 57 e 59 da Lei das Patentes de 1970, que especificam os requisitos de formato para a especificação, desenhos e outros anexos do pedido de patente. Estas questões também devem ser tratadas.

Uma resposta incorrecta, adiada ou inadequada ao FER pode prejudicar o seu pedido de patente. É crucial abordar todas as preocupações de forma adequada para acelerar o processo de aprovação da patente.

O requerente tem a opção de modificar as reivindicações de modo a resolver a objeção.

Etapa 6: Concessão da patente

Assim que o pedido de patente resolver com êxito todas as objecções, o instituto de patentes emite a patente e publica-a no boletim de patentes. O instituto de patentes é notificado da concessão do pedido. Um certificado de concessão é enviado por correio eletrónico nos primeiros sete dias após a aprovação.

Etapa 7: Renovação da patente

A taxa de renovação deve ser paga no final do segundo ano a contar da data da patente ou de qualquer ano subsequente para manter a validade da patente.

Propriedade intelectual

A propriedade intelectual (PI) engloba as criações do intelecto, incluindo invenções, obras literárias e artísticas, desenhos, símbolos, nomes e imagens, que são salvaguardadas por regulamentos legais. Os direitos de propriedade intelectual permitem aos criadores ou proprietários ter autoridade sobre as suas criações ou invenções e lucrar com elas. Estes direitos são normalmente concedidos por um período específico, durante o qual os inventores ou proprietários têm o direito exclusivo de utilizar e beneficiar da sua propriedade intelectual.

Outras formas de propriedade intelectual

Direitos de autor: Os direitos de autor salvaguardam as obras originais de escrita que são preservadas numa forma tangível de expressão. As obras de literatura, música, arte e código de software, juntamente com outras actividades criativas, estão incluídas nesta categoria. O proprietário dos direitos de autor é a única pessoa a quem é permitido reproduzir, distribuir, apresentar, exibir e criar novas obras derivadas da invenção original.

Marcas registadas: As marcas comerciais são uma forma de proteção da propriedade intelectual que protege palavras, frases, símbolos, logótipos ou desenhos que são utilizados para diferenciar e identificar produtos ou serviços individuais no mercado. Os consumidores podem identificar e relacionar produtos ou serviços com uma determinada origem com a ajuda destes indivíduos. A aquisição de direitos de marca pode ser feita quer através do registo junto da agência governamental competente, quer através da comprovação de que a marca foi utilizada de acordo com o direito comum.

Segredos comerciais: A proteção de conhecimentos confidenciais e valiosos que dão a uma empresa uma vantagem sobre os seus concorrentes é o objetivo dos segredos comerciais. Fórmulas, métodos, projectos, bases de dados de clientes e outras fontes de informação secreta podem ser abrangidos por esta categoria. Não é necessário registar os segredos comerciais e estes podem permanecer em vigor durante um longo período de tempo se a informação for mantida confidencial e se forem tomadas medidas para salvaguardar a sua confidencialidade.

Desenhos e modelos industriais: É da responsabilidade dos desenhos industriais proteger as características visuais ou os elementos estéticos de um objeto, como a sua forma, configuração, padrão ou decoração. Os estilos de design considerados industriais são frequentemente utilizados em objectos que servem um propósito funcional, como produtos de consumo, mobiliário e embalagens. Os desenhos industriais, que são comparáveis a patentes, têm normalmente de ser registados junto do organismo de propriedade intelectual competente.

Variedades vegetais: Ao proporcionar aos criadores de variedades vegetais únicas direitos exclusivos, a proteção das variedades vegetais é um recurso valioso. Aos obtentores é concedida a autoridade para gerir a reprodução, distribuição e exploração da sua variedade durante um período de tempo pré-determinado. Os mecanismos de proteção das variedades vegetais variam de país para país e, na maioria dos casos, exigem um registo, bem como provas de distinção, uniformidade, estabilidade e inovação.

Indicadores geográficos: Os indicadores geográficos são marcadores que mostram a origem de um produto de uma determinada localização geográfica e revelam se o produto possui ou não atributos, reputação ou características que estão associados a essa área geográfica específica. Por exemplo, champanhe, Parmigiano-Reggiano e chá Darjeeling são exemplos de champanhe. Os procedimentos legais, como as marcas de certificação e as marcas colectivas, podem oferecer proteção às indicações geográficas (IG).

CAPÍTULO N.º 5

MARCAS

Sr. Yogesh Yadav
Professor assistente,
Departamento de Farmacologia, Faculdade de Farmácia,
Universidade Shri Venkateshwara,
Gajraula, Uttar Pradesh 244236

As marcas registadas são um tipo de propriedade intelectual que protege palavras, frases, símbolos ou desenhos utilizados para identificar a origem de bens ou serviços. Ajudam os consumidores a distinguir entre diferentes marcas e evitam que as empresas utilizem marcas semelhantes que possam causar confusão.

Eis alguns dos principais aspectos a saber sobre as marcas registadas:

O que pode ser registado como marca: Quase tudo pode ser registado como marca registada, desde que seja distintivo e possa ser utilizado para identificar a origem de bens ou serviços. Isto inclui palavras, frases, slogans, símbolos, desenhos, logótipos, sons, cores e até cheiros.

Como obter uma marca registada: Pode adquirir direitos de marca registada utilizando simplesmente uma marca no comércio. No entanto, o registo da sua marca no United States Patent and Trademark Office (USPTO) dá-lhe vários benefícios importantes, incluindo proteção a nível nacional, a capacidade de processar infractores em tribunal federal e o direito de utilizar o símbolo ®.

Que direitos lhe confere uma marca registada? Uma marca comercial dá-lhe o direito exclusivo de utilizar a sua marca em relação aos produtos ou serviços para os quais está registada. Isto significa que pode impedir que outros utilizem uma marca semelhante que seja suscetível de causar confusão entre os consumidores.

Eis algumas das vantagens de ter uma marca registada:

Protege a sua marca: Uma marca registada ajuda-o a construir e a proteger a identidade da sua marca. Permite-lhe controlar a forma como a sua marca é utilizada e percepcionada pelos consumidores.

Evita a confusão: As marcas registadas ajudam os consumidores a distinguir entre diferentes marcas e evitam que sejam enganados por contrafacções ou imitações.

Cria uma vantagem competitiva: Uma marca registada forte pode proporcionar-lhe uma vantagem competitiva no mercado. Pode ajudá-lo a atrair e reter clientes e pode impor um preço superior aos seus produtos ou serviços.

As marcas registadas desempenham um papel crucial no reconhecimento da marca e do consumidor, ajudando a criar confiança e lealdade.

As principais características das marcas registadas incluem:

Carácter distintivo: Uma marca registada forte é frequentemente distintiva e memorável. Distingue os bens ou serviços que representa dos da concorrência. As marcas registadas podem enquadrar-se em várias categorias de carácter distintivo, desde arbitrárias ou fantasiosas (palavras inventadas ou não relacionadas com o produto, como "Google" para motores de busca) a sugestivas (sugerindo qualidades ou características do produto, como "QuickBooks" para software de contabilidade) e descritivas (descrevendo diretamente uma qualidade ou caraterística, como "Sharp" para televisores).

Proteção: As marcas registadas proporcionam proteção jurídica ao proprietário, impedindo que outros utilizem marcas semelhantes que possam causar confusão para produtos ou serviços semelhantes. Esta proteção ajuda a manter a reputação e a boa vontade associadas à marca registada.

Registo: Embora o registo não seja obrigatório, oferece várias vantagens. As marcas registadas beneficiam de uma presunção de validade, de proteção a nível nacional e da possibilidade de intentar uma ação judicial em caso de infração. Nos Estados Unidos, o United States Patent and Trademark Office (USPTO) supervisiona os registos de marcas.

Duração: As marcas registadas podem durar indefinidamente, desde que sejam utilizadas ativamente no comércio e o proprietário continue a renovar o registo. A utilização contínua e adequada é essencial para manter os direitos associados a uma marca registada.

Classes: As marcas registadas são classificadas em classes com base no tipo de produtos ou serviços que representam. Este sistema de classificação ajuda a evitar confusões, garantindo que marcas semelhantes não são registadas para produtos ou serviços não relacionados.

Proteção internacional: A proteção de marcas comerciais pode estender-se para além das fronteiras nacionais. Os sistemas de registo internacional, como o Protocolo de Madrid, permitem que os proprietários de marcas procurem proteção em vários países com um único pedido.

Aplicação: Os proprietários de marcas comerciais têm o direito de fazer cumprir as suas marcas e de intentar acções judiciais contra aqueles que violam os seus direitos. Isto pode incluir a procura de indemnizações, medidas cautelares ou outras soluções.

As marcas registadas são ferramentas essenciais para as empresas estabelecerem uma identidade de marca única, promoverem a confiança dos consumidores e protegerem os seus produtos ou serviços no mercado. Compreender os princípios da lei das marcas registadas e gerir e aplicar eficazmente as marcas registadas são aspectos vitais da estratégia de propriedade intelectual para empresas de todas as dimensões.

PROCESSO DE REGISTO E BENEFÍCIOS.

O processo de registo de uma marca envolve várias etapas e, uma vez registado com êxito, oferece uma série de benefícios. Eis uma visão geral do processo de registo e das vantagens de ter uma marca registada:

Processo de registo:

Pesquisa de marcas registadas:

Realizar uma pesquisa exaustiva para garantir que a marca registada escolhida é única e não está já a ser utilizada por outra entidade. Isto ajuda a evitar conflitos e potenciais problemas legais.

As pesquisas de marcas registadas são passos cruciais no processo de escolha e proteção da sua marca. Ajudam-no a evitar a infração de marcas existentes e aumentam as hipóteses de o seu registo de marca ser bem sucedido. Eis um resumo do que precisa de saber:

Porquê procurar?

Evitar infracções: A pesquisa ajuda-o a identificar marcas comerciais existentes semelhantes à sua, evitando problemas legais e confusão de marcas mais tarde.

Reduzir o risco de registo: Saber o que já existe minimiza a hipótese de a sua candidatura encontrar oposição ou rejeição.

Informar as decisões de marca: Os resultados da pesquisa podem guiá-lo na escolha de uma marca mais única e distintiva.

Tipos de pesquisas:

Pesquisa básica: Procure marcas idênticas ou muito semelhantes no seu sector utilizando ferramentas online gratuitas ou a base de dados do USPTO.

Pesquisa exaustiva: Efectuada por profissionais ou serviços pagos, abrangendo categorias mais amplas e considerando semelhanças fonéticas e visuais.

Pesquisa de disponibilidade: Determina a disponibilidade específica da sua marca desejada para registo nas classes escolhidas.

Onde procurar:

Instituto de Patentes e Marcas dos Estados Unidos (USPTO): Oferece um Sistema de Pesquisa Eletrónica de Marcas (TESS) gratuito e serviços pagos para pesquisas completas.

Empresas de pesquisa privadas: Fornecem ferramentas de pesquisa avançadas e análises especializadas.

Institutos nacionais de marcas registadas: Se tenciona registar-se internacionalmente, pesquise nas bases de dados nacionais relevantes.

Aspectos fundamentais a ter em conta:

Âmbito da pesquisa: Considere o seu sector e categorias relacionadas para potenciais conflitos.

Exatidão: Utilize palavras-chave e descrições completas para obter resultados relevantes.

Interpretação: Analisar cuidadosamente os resultados, tendo em conta a potencial confusão, mesmo que as marcas não sejam idênticas.

Assistência profissional: Considere consultar um advogado de marcas registadas para situações complexas ou marcas de elevado valor.

Apresentação de candidaturas:

Apresentar um pedido de marca registada junto da agência governamental relevante, como o Instituto de Patentes e Marcas dos Estados Unidos (USPTO) nos EUA ou gabinetes semelhantes noutros países. O pedido inclui pormenores sobre a marca, a sua classificação e os produtos ou serviços que representa.

Apresentação do pedido de registo de marca: O seu guia para o registo

Apresentar um pedido de registo de marca é o passo oficial para obter proteção legal para a sua marca. Quer opte por fazer você mesmo ou procure ajuda profissional, compreender o processo permite-lhe navegar nele de forma eficaz. Eis um resumo:

Preparação:

1. **Pesquisa de marcas registadas:** Tal como referido anteriormente, certifique-se de que a marca escolhida não entra em conflito com as marcas existentes.
2. **Escolha a aplicação correcta:** Seleccione o tipo com base nas suas necessidades (por exemplo, TEAS Plus ou TEAS Standard nos EUA).
3. **Reunir as informações necessárias:** Prepare detalhes como a sua marca, produtos/serviços que abrange, informações de contacto e taxas.
4. **Considerar ajuda profissional:** Embora não seja obrigatório, um advogado pode guiá-lo através das complexidades e aumentar as suas hipóteses de sucesso.

Processo de candidatura:

1. **Apresentação eletrónica:** A maioria dos países exige a apresentação de pedidos em linha através de portais específicos, como o sistema TEAS nos EUA.
2. **Detalhes da candidatura:** Preencher cuidadosamente o formulário com informações exactas e completas.
3. **Taxas:** Pagar as taxas de registo exigidas de acordo com o tipo de pedido e o país escolhidos.
4. **Apresentação da candidatura:** Apresentar a candidatura e os documentos comprovativos por via eletrónica.

Exame e publicação:

1. **O USPTO ou autoridade equivalente examina o seu pedido para verificar a conformidade com os requisitos legais.**
2. **Publicação:** Se for aprovada, a sua candidatura é publicada para oposição pública.
3. **Resposta à oposição (se for caso disso):** Responder a quaisquer objecções levantadas durante o período de publicação.

Registo ou recurso:

1. **Registo:** Se não houver oposições ou se as tiver resolvido com êxito, a sua marca é registada.
2. **Recurso:** Se a sua candidatura for rejeitada, pode recorrer da decisão.

Prazo:

Espera-se que o processo demore vários meses a um ano, dependendo das complexidades e das potenciais oposições.

Notas adicionais:

Os requisitos e processos específicos de cada país podem variar, pelo que deve pesquisar os regulamentos locais.

Considere o valor da sua marca registada e os riscos potenciais antes de decidir entre a assistência profissional ou a bricolage.

Consulte um advogado para situações complexas, marcas comerciais valiosas ou registos internacionais.

Pronto para apresentar o seu pedido? Pesquise o processo específico do seu país, prepare-se cuidadosamente e lembre-se: a proteção jurídica começa com um pedido bem sucedido!

Exame:

O instituto de marcas examina o pedido para garantir que cumpre os requisitos necessários, incluindo o carácter distintivo e a conformidade com a legislação em matéria de marcas.

Exame de marcas registadas: Navegar no processo de revisão

Depois de ter apresentado o seu pedido de registo de marca, este passa por uma fase crítica denominada **exame**. É nesta fase que um examinador (normalmente um advogado do gabinete de propriedade intelectual relevante) analisa o seu pedido para garantir que cumpre todos os requisitos legais e que não é suscetível de causar confusão com marcas existentes. Eis o que precisa de saber:

O que o examinador procura:

- **Requisitos formais:** O pedido está completo e foi apresentado corretamente? As taxas estão pagas?
- **Carácter distintivo:** A sua marca é suficientemente distintiva para funcionar como uma marca registada, ou é genérica ou descritiva?
- **Risco de confusão:** A sua marca pode ser confundida com marcas registadas existentes para produtos ou serviços semelhantes?
- **Conformidade com restrições legais:** A sua marca viola alguma proibição legal, como a utilização de símbolos ofensivos ou a infração de nomes protegidos?

Tipos de exames:

- **Exame formal:** Verifica a exaustividade e o cumprimento dos requisitos de registo.
- **Exame substantivo:** Este exame incide sobre o carácter distintivo e o potencial de confusão com as marcas existentes.
- **Exame combinado:** Alguns países combinam as duas fases num único processo.

Resultados possíveis:

- **Aprovação:** Se tudo estiver de acordo com os critérios, a sua candidatura avança para a publicação e potencial registo.
- **Ação do Instituto:** O examinador identifica questões que requerem esclarecimentos ou alterações e o requerente tem a oportunidade de responder com provas ou argumentos.
- **Recusa:** Se o examinador considerar que a sua marca não é registável devido a questões jurídicas ou ao risco de confusão, emite uma carta de recusa e pode recorrer da decisão.

Conselhos para um exame sem problemas:

- **Pesquisa exaustiva:** Efetuar uma pesquisa exaustiva de marcas registadas antes de apresentar o pedido para minimizar potenciais conflitos.
- **Pedido exato:** Certifique-se de que o seu pedido é completo, exato e inclui descrições claras da sua marca e dos seus produtos/serviços.
- **Responder prontamente:** Responder rápida e eficazmente a todas as acções do gabinete, fornecendo as informações ou argumentos solicitados.
- **Considerar ajuda profissional:** Situações complexas ou potenciais desafios legais podem beneficiar da experiência de um advogado.

Não esquecer: O processo de exame é crucial para garantir que o seu registo de marca é legítimo e aplicável. Compreender os critérios de análise, os resultados potenciais e as sugestões para ser bem sucedido pode ajudá-lo a navegar eficazmente nesta fase.

Publicação:

Se o pedido for aprovado, a marca é normalmente publicada num jornal oficial ou num registo, permitindo que terceiros se oponham ao registo se considerarem que este viola os seus direitos.

Publicação da marca registada: A sua marca torna-se pública

Depois de passar com êxito a fase de exame, o seu pedido de registo de marca entra na fase de **publicação**. É nesta fase que a marca proposta é publicada para o mundo inteiro ver, permitindo que qualquer pessoa que considere que pode prejudicar a sua marca registada existente levante uma **oposição**. Eis um resumo do que pode esperar:

O que acontece durante a publicação:

- **A sua marca é inscrita num jornal oficial ou numa base de dados em linha.** Isto permite que qualquer pessoa encontre e reveja os pormenores do seu pedido (marca, produtos/serviços, etc.).
- **O período de publicação dura normalmente 30 a 30 dias.** Este prazo varia consoante o país e a sua regulamentação.

- **Qualquer pessoa pode apresentar uma oposição** se considerar que a sua marca é demasiado semelhante à sua marca existente e pode causar confusão entre os consumidores.

Responder às oposições:

- Se receber uma oposição, pode optar por:

  - **Negociar e chegar a um acordo** com a parte contrária.
  - **Apresentar uma resposta** defendendo a sua marca e abordando as alegações de confusão.
  - **Abandonar o pedido** para essa marca específica ou categoria de produtos/serviços.

O que é que a publicação consegue:

- **Promove o conhecimento da marca:** A sua marca torna-se publicamente conhecida, criando potencialmente um reconhecimento precoce da marca.
- **Dá a oportunidade a outros de manifestarem as suas preocupações:** Isto ajuda a evitar potenciais problemas legais futuros se alguém tiver uma reivindicação legítima de uma marca semelhante.
- **Reforça o seu registo:** Navegar com êxito na publicação torna a sua marca registada mais forte e mais defensável.

Dicas para uma publicação sem problemas:

- **Acompanhar de perto a publicação:** Verificar regularmente se existem oposições apresentadas contra a sua marca.
- **Consultar um advogado:** Se receber uma oposição, especialmente uma complexa, procure orientação e representação profissional.
- **Apresentar uma justificação sólida:** Preparar uma resposta bem organizada com provas que apoiem os seus argumentos e demonstrem o carácter distintivo da sua marca.

Não se esqueça: A publicação é um passo vital para garantir a sua marca registada. Ao compreender o processo, os potenciais desafios e as estratégias para responder a oposições, pode aumentar as suas hipóteses de registo bem sucedido e de proteção da marca.

Período de oposição:

Há um período determinado durante o qual as partes interessadas podem opor-se ao registo. Se não forem apresentadas quaisquer oposições ou se as oposições forem ultrapassadas com êxito, a marca prossegue para registo.

Período de oposição: Navegar por potenciais desafios à sua marca registada

O período de publicação, como já referimos, permite que qualquer pessoa apresente uma oposição contra o seu pedido de marca registada se considerar que este infringe os seus direitos existentes. Este **período de oposição** é a sua oportunidade de responder e defender o seu direito à marca registada. Vamos aprofundar o assunto:

Duração:

- O período de oposição dura normalmente **30-30 dias** a partir da data de publicação, mas pode variar consoante o país.

Quem se pode opor:

- **Proprietários de marcas registadas:** Qualquer pessoa que detenha uma marca registada que considere ser semelhante à sua e que possa causar confusão entre os consumidores.
- **Determinadas partes com direitos:** Em alguns casos, os indivíduos ou empresas com direitos não registados, como marcas comerciais de direito comum, também podem opor-se.

Motivos de oposição:

- **Risco de confusão:** A principal base para a oposição é o potencial para que os consumidores sejam confundidos entre a sua marca e a marca registada existente.
- **Descritividade:** Se a sua marca for genérica ou se limitar a descrever os produtos/serviços, pode ser objeto de oposição.

- **Falsas ou enganosas:** As marcas que são enganosas ou que induzem em erro os consumidores podem ser objeto de oposição.
- **Direitos anteriores:** Nalguns casos, as partes com direitos anteriores sobre a marca, como nomes comerciais ou indicações geográficas, podem opor-se.

Responder a uma oposição:

- **Consultar um advogado:** Este aspeto é crucial, especialmente em casos complexos, uma vez que a navegação pelos argumentos e procedimentos legais exige conhecimentos especializados.
- **Responder dentro do prazo:** Responder prontamente à oposição, normalmente no prazo de 30 dias, demonstrando conhecimento e vontade de defender a sua reivindicação.
- **Reúna provas:** Forneça provas que sustentem os seus argumentos, tais como provas de carácter distintivo, utilização anterior ou ausência de confusão.
- **Negociação:** Considerar opções como acordos de transação para resolver a oposição de forma eficaz.
- **Julgamento:** Se a negociação falhar, poderá ser necessário proceder a um julgamento formal perante a autoridade competente.

Dicas para um período de oposição bem sucedido:

- **Acompanhar de perto a publicação:** Manter-se atualizado sobre potenciais oposições e agir prontamente.
- **Preparar uma resposta forte:** Abordar claramente as alegações da oposição com argumentos e provas bem fundamentados.
- **Procurar orientação profissional:** Um advogado pode aconselhar sobre a estratégia, a recolha de provas e os procedimentos legais.
- **Considerar a negociação:** Explorar as opções de acordo pode poupar tempo e recursos em comparação com um julgamento completo.

Não se esqueça: O período de oposição é uma oportunidade para abordar potenciais desafios e reforçar a sua reivindicação de marca registada. Ao compreender o processo, os motivos de oposição e as estratégias para responder eficazmente, pode aumentar as suas hipóteses de obter o registo da sua marca.

Registo:

Uma vez concluído o registo, o titular da marca recebe um certificado de registo, que constitui prova legal dos seus direitos exclusivos sobre a marca.

Registo de marcas: O último obstáculo à proteção da marca

A fase final do seu percurso de marca registada chega com o **registo**. Depois de percorrer as fases de exame, publicação e potencial oposição, a sua conclusão com êxito conduz ao cobiçado certificado de registo. Eis o que pode esperar:

O que acontece depois de eliminar as objecções:

- **Emissão do certificado de registo:** Uma vez resolvidas todas as contestações, a autoridade competente (USPTO nos EUA, institutos nacionais de PI noutros países) emite o seu certificado de registo oficial.
- **Validade e renovação:** O registo da sua marca tem normalmente a duração de 10 anos, com a opção de renovação por períodos subsequentes de 10 anos.
- **Aplicação reforçada:** O registo concede direitos exclusivos dentro da sua categoria de bens/serviços especificada, permitindo-lhe tomar medidas legais contra infractores de forma mais eficaz.
- **Aviso público:** O registo serve como aviso público da sua propriedade, dissuadindo potenciais infractores.

Manutenção do registo:

- **Renovação:** Não se esqueça de apresentar um pedido de renovação no prazo de 6 meses antes da data de expiração para evitar a anulação.
- **Monitorização e aplicação:** Monitorize ativamente potenciais infracções e tome medidas imediatas para proteger a sua marca.
- **Utilização contínua:** A utilização contínua da sua marca registada no comércio é essencial para manter a sua validade.

Notas adicionais:

- Os registos internacionais requerem registos separados junto dos institutos de marcas regionais ou mundiais.

- Considere a possibilidade de consultar um advogado para situações complexas, registos internacionais ou estratégias de aplicação.

Parabéns! Chegar à fase de registo significa um feito significativo na proteção da identidade da sua marca. Lembre-se, a proteção da marca é um processo contínuo, por isso mantenha-se vigilante e proactivo na monitorização e aplicação da sua marca registada.

Vantagens do registo de marcas:

Presunção de validade:

Presume-se que uma marca registada é válida, tornando mais fácil para o proprietário fazer valer os seus direitos em caso de infração.

Proteção a nível nacional:

O registo confere direitos exclusivos de utilização da marca a nível nacional, mesmo que a empresa opere numa área geográfica limitada.

Recursos legais:

Os proprietários de marcas registadas podem intentar acções judiciais contra os infractores, procurando obter indemnizações, medidas cautelares e outras soluções.

Aviso público:

O registo serve como aviso público de propriedade, reduzindo a probabilidade de infração não intencional por parte de terceiros.

Utilização do símbolo ®:

As marcas registadas podem utilizar o símbolo ®, que indica proteção legal e pode dissuadir a violação.

Expansão internacional:

O registo pode ser alargado a outros países através de tratados e acordos internacionais, proporcionando proteção em várias jurisdições.

Valor do ativo:

Uma marca registada pode ser considerada um ativo intangível, acrescentando valor à empresa. Pode ser licenciada, vendida ou utilizada como garantia.

Efeito dissuasor:

A existência de uma marca registada pode dissuadir potenciais infractores, uma vez que é menos provável que utilizem uma marca que já está protegida.

Proteção renovável:

Os registos de marcas podem ser renovados indefinidamente, desde que a marca continue a ser utilizada e as taxas de renovação sejam pagas.

De um modo geral, o processo de registo e os benefícios subsequentes são fundamentais para salvaguardar a identidade da marca de uma empresa e proporcionar uma vantagem competitiva no mercado.

Notas adicionais:

- O processo de registo pode demorar vários meses a um ano, dependendo das complexidades e das potenciais oposições.
- Considere a possibilidade de consultar um advogado de marcas registadas para navegar no processo sem problemas e maximizar as suas hipóteses de registo bem sucedido.

VIOLAÇÃO E APLICAÇÃO DE MARCAS REGISTADAS.

A violação de marca registada ocorre quando uma parte utiliza uma marca registada no comércio que é idêntica ou semelhante a uma marca registada ou a uma marca não registada mas estabelecida, e essa utilização é suscetível de causar confusão, erro ou engano entre os consumidores sobre a fonte ou origem dos bens ou serviços. Quando ocorre uma infração, o proprietário da marca registada tem o direito de fazer valer os seus direitos exclusivos através de meios legais. Eis uma visão geral da infração de marca registada e do processo de aplicação:

Violação de marca registada:

O que é a violação de uma marca registada?

Ocorre quando alguém utiliza uma marca comercial **suficientemente semelhante** à sua, para **produtos ou serviços semelhantes**, suscetível de **confundir os consumidores, levando-os a** pensar que estão associados à sua marca.

Exemplos:

- Utilizar um logótipo ou slogan semelhante
- Copiar o design exclusivo de um produto
- Utilizar um nome de marca que soa demasiado semelhante

Probabilidade de confusão:

O risco de confusão é fundamental para a violação da marca registada. Os tribunais consideram factores como a semelhança das marcas, a força da marca do queixoso, a semelhança dos produtos ou serviços, os canais de comércio e o grau de cuidado do consumidor.

Tipos de infração:

Para além da infração direta, em que uma parte utiliza uma marca semelhante que causa confusão, pode haver casos de infração contributiva (ajudar ou induzir outros a infringir) e de responsabilidade indireta (ser responsabilizado pela infração cometida por outra pessoa).

Defesas:

Os arguidos podem invocar várias defesas, como a utilização justa (utilizando a marca de forma descritiva ou não), a paródia ou o carácter genérico (alegando que a marca é um nome comum para os produtos ou serviços).

Aplicação da marca registada:

Porque é que a aplicação é importante?

A infração pode:

- **Prejudicar a reputação da sua marca:** Os consumidores podem associar a sua marca a uma qualidade inferior ou a práticas enganosas.
- **Causar perdas financeiras:** Os clientes podem comprar produtos infractores em vez dos seus.
- **Prejudicar os seus esforços de marketing:** Cria confusão e reduz a eficácia da sua marca.

Opções de aplicação:

- **Carta de cessação e desistência:** Um pedido formal para deixar de utilizar a marca em infração.
- **Negociação:** Chegar a um acordo com o infrator.
- **Ação judicial por violação de marca registada:** Procurar ordens judiciais para impedir a infração e potencialmente recuperar danos.

Factores que afectam a aplicação:

- **Força da sua marca registada:** Uma marca mais distintiva é mais fácil de proteger.
- **Similaridade da marca infratora:** Quanto mais próxima for, mais forte é o seu caso.
- **Risco de confusão:** Provas que demonstrem que os consumidores são susceptíveis de ser induzidos em erro.
- **Prejuízo económico sofrido:** Demonstrar as perdas financeiras devidas à infração.

Sugestões para uma aplicação proactiva:

- **Registe a sua marca:** Obtenha direitos legais mais fortes e uma aplicação mais fácil.

- **Monitorize as suas marcas registadas:** Verifique regularmente se existem potenciais infracções em linha e fora de linha.
- **Atuar rapidamente:** Tratar a infração prontamente para minimizar os danos.
- **Considerar ajuda profissional:** Consultar um advogado especializado em propriedade intelectual para obter orientação.

Lembre-se: A aplicação das marcas registadas é crucial para proteger a identidade da sua marca e salvaguardar o sucesso da sua empresa. Ao compreender os riscos e as opções disponíveis, pode defender proactivamente as suas marcas comerciais e construir uma marca mais forte.

Carta de cessação e desistência:

Antes de recorrer a uma ação judicial, o proprietário da marca envia frequentemente uma carta de cessação e desistência ao alegado infrator. Esta carta descreve a infração e exige que a parte infratora deixe de utilizar a marca.

Negociação e resolução de litígios:

As partes podem encetar negociações para resolver o litígio sem recorrer a tribunal. Os acordos de resolução de litígios podem incluir a concordância da parte infratora em cessar a utilização, pagar indemnizações ou fazer alterações à sua marca.

Contencioso:

Se as negociações falharem, o proprietário da marca registada pode intentar uma ação judicial num tribunal competente. As soluções legais procuradas podem incluir medidas cautelares (para parar a atividade infratora), danos e honorários de advogados.

Injunções:

Os tribunais podem emitir injunções preliminares ou permanentes para impedir as actividades ilícitas durante o processo judicial ou de forma permanente.

Danos:

Os titulares de marcas registadas podem pedir indemnizações monetárias, que podem incluir danos reais (perdas financeiras sofridas) ou danos legais (montantes estabelecidos por lei).

Apreensão e destruição:

Em alguns casos, um tribunal pode ordenar a apreensão e destruição dos bens ou materiais em infração.

Aplicação internacional:

Os proprietários de marcas registadas podem fazer valer os seus direitos a nível internacional através de mecanismos como a Organização Mundial da Propriedade Intelectual (OMPI) ou os institutos nacionais de propriedade intelectual.

Controlo aduaneiro:

Alguns países permitem que os proprietários de marcas comerciais colaborem com as autoridades aduaneiras para impedir a importação de produtos contrafeitos.

É importante que os proprietários de marcas comerciais monitorizem e apliquem ativamente os seus direitos para proteger o carácter distintivo e o valor das suas marcas. A deteção precoce e a ação imediata são cruciais para evitar danos adicionais à marca e estabelecer uma posição forte em processos judiciais. É aconselhável consultar advogados especializados em propriedade intelectual para obter orientação durante o processo de aplicação.

Referência -

1. Duguid, Paul. "Um caso de preconceito? The Uncertain Development of Collective and Certification Marks". Business History Review 86, no. 2 (2012): 311-333.

2. Duguid, Paul. "Developing the Brand: The Case of Alcohol, 1800-1880". Enterprise & Society 4, no. 3 (2003): 405-441.

3. Economides, Nicholas S. "The Economics of Trademarks." Trademark Reporter 78 (1988): 523-539.

4. Eze, Osita C. "Trademarks in Nigéria" (Marcas registadas na Nigéria). World Development 7, no. 7 (1979): 727-736.

5. Farley, Christine Haight. "A esquecida Convenção Pan-Americana de Marcas de 1929: A Bold Vision of Extraterritorial Meets Current Realities". Documento de trabalho. American University Washington College Law, 2013.

6. Fernandez, Eva. "Unsuccessful Responses to Quality Uncertainty: Brands in Spain's Sherry Industry, 1920-1990." História Empresarial 52, n.º 1 (2010): 100-119.

7. Fhima, Ilanah Simon, ed. Trade Mark Law and Sharing Names: Exploring Use of the Same Mark by Multiple Undertakings [Explorando a utilização da mesma marca por várias empresas]. Cheltenham, Reino Unido: Edward Elgar, 2009.

8. Fink, Carsten, Beata Smarzynska Javorcik e Mariana Spatareanu. "Income-Related Biases in International Trade: What Do Trademark Registration Data Tell Us?" Review of World Economics 141, n.º 1 (2005): 79-103.

9. Fletcher, Patricia Kimball. "Registro conjunto de marcas registradas e o valor econômico de um sistema de marcas registradas". University of Miami Law Review 36 (1982): 297-335.

10. Flikkema, Meindert, Ard-Pieter De Man e Carolina Castaldi. "Are Trademark Counts a Valid Indicator of Innovation? Results of an in-Depth Study of New Benelux Trademarks Filed by SMEs." Industry and Innovation 21, no. 4 (2014): 310-331.

11. Gangjee, Dev. "(Re)Locating Geographical Indications: A Response to Bronwyn Parry". Em Trade Marks and Brands. An Interdisciplinary Critique, editado por Lionel Bently, Jennifer Davis e Jane C. Ginsburg, 381-397.

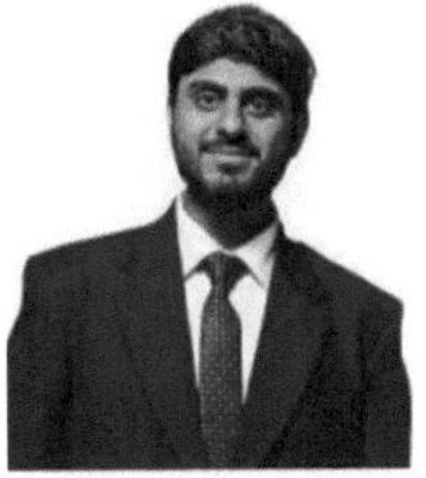

Pranshul Sethi, B. Pharm, M. Pharm, é um académico e investigador estimado na Universidade Shri Venkateshwara, Gajraula, Uttar Pradesh. Com uma carreira prolífica destacada por mais de 20 trabalhos de investigação de impacto, 8 livros da sua autoria e 3 volumes editados, Sethi influenciou significativamente o panorama farmacêutico. Detentor de mais de 20 patentes e membro distinto de organizações de prestígio como o INSc, APTI e ISN, o empenho inabalável de Sethi na educação e investigação granjeou-lhe reconhecimento nacional e internacional. A sua liderança visionária no domínio dinâmico da neurofarmacologia distingue-o como uma figura proeminente na comunidade científica.

Biografia do editor

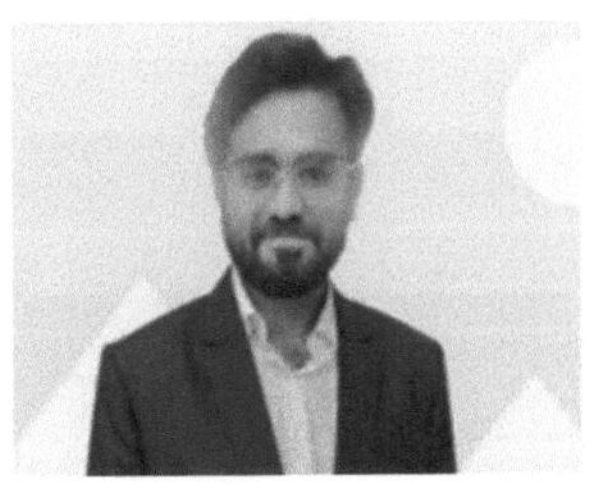

O Sr. Bhavik Jani é um profissional realizado, tendo alcançado a distinção de medalhista de ouro em M. Pharm QA. Com uma valiosa experiência industrial numa MNC de renome, é atualmente Professor Assistente enquanto prossegue o seu doutoramento na Escola de Farmácia, Universidade RK, Rajkot. O seu percurso demonstra um empenho louvável tanto no meio académico como na indústria. Demonstrou o seu brilhantismo através da publicação de 11 artigos de investigação internacionais, 3 artigos de revisão e 13 capítulos de livros e 3 publicações de livros como autor, deixando um impacto notável no domínio das suas competências. É membro vitalício da APTI (Associação de Professores de Farmácia da Índia) e de várias outras associações farmacêuticas de Gujarat.

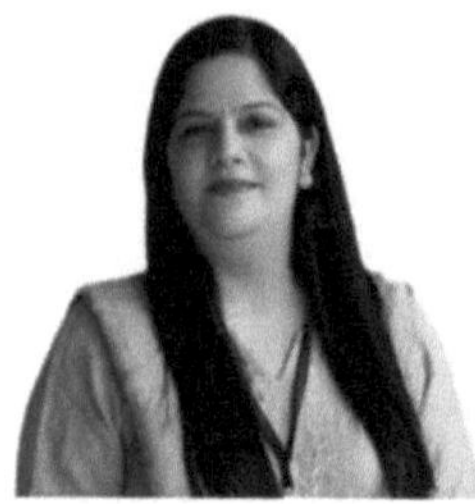

Ritika Sharma é uma profissional farmacêutica dinâmica com um historial académico notável, incluindo um mestrado em farmacologia. Com mais de uma década de experiência como professora assistente no Saint Soldier Institute of Pharmacy, Jalandhar, a Ritika demonstrou conhecimentos em vários domínios de investigação, evidenciados pelas suas publicações em revistas conceituadas. As suas excelentes capacidades de comunicação e de liderança complementam a sua aptidão em técnicas e instrumentos farmacêuticos. A personalidade multifacetada de Ritika estende-se à sua participação ativa em actividades extracurriculares e ao seu amor pela literatura e pela música. No seu livro, ela destila a sua paixão e experiência, oferecendo aos leitores uma visão do panorama em evolução das ciências farmacêuticas.

Índice

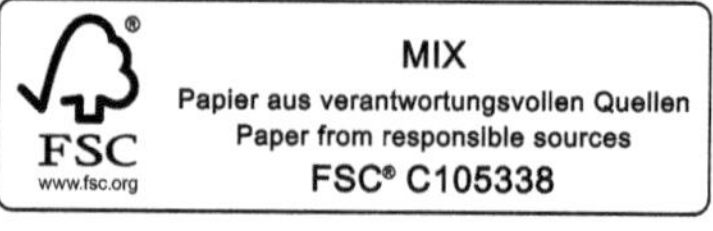

Printed by Books on Demand GmbH, Norderstedt / Germany